大数据背景下医疗智能诊断数据分析与入院风险预测

杨成伟　著

中国财经出版传媒集团

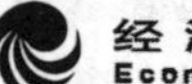

经济科学出版社
Economic Science Press

图书在版编目（CIP）数据

大数据背景下医疗智能诊断数据分析与入院风险预测/杨成伟著.—北京：经济科学出版社，2020.6
ISBN 978-7-5141-2729-4

Ⅰ.①大… Ⅱ.①杨… Ⅲ.①人工智能-应用-医疗卫生服务-研究 Ⅳ.①R199.2-39

中国版本图书馆 CIP 数据核字（2020）第 086856 号

责任编辑：宋　涛
责任校对：靳玉环
责任印制：李　鹏　范　艳

大数据背景下医疗智能诊断数据分析与入院风险预测
杨成伟　著
经济科学出版社出版、发行　新华书店经销
社址：北京市海淀区阜成路甲 28 号　邮编：100142
总编部电话：010-88191217　发行部电话：010-88191522
网址：www.esp.com.cn
电子邮件：esp@esp.com.cn
天猫网店：经济科学出版社旗舰店
网址：http://jjkxcbs.tmall.com
北京季蜂印刷有限公司印装
710×1000　16 开　8.5 印张　200000 字
2020 年 8 月第 1 版　2020 年 8 月第 1 次印刷
ISBN 978-7-5141-2729-4　定价：34.00 元
（图书出现印装问题，本社负责调换。电话：010-88191510）

前言
PREFACE

随着生活质量的提升和人口老龄化的加剧，各种疾病威胁着人类的健康，而现有的医疗资源和医疗水平还十分有限，且地区差异巨大，医生的时间与精力也不能满足众多病人个性化的医疗需要。因此，辅助诊断技术开始逐渐被应用到各种医疗诊断中，但是如何从大量医疗数据中挖掘各类病症之间的联系，为患者提供更好的辅助诊断服务，仍需要深入研究和探索。

本书探讨了统计学、机器学习、数据挖掘方法在疾病辅助诊断中的应用，通过实地调研获得了某医院心脏病超声心动图报告和500多份样本数据。首先，运用数据分析和挖掘的有关方法对数据进行预处理、数据筛选等操作；其次，选取了机器学习中的朴素贝叶斯、决策树、BP神经网络、随机森林等方法进行模型学习并对模型参数进行调优；最后，分析了实验的结果，对各个模型的性能进行比较，本书在特征选取时进行统计学检验分析，利用机器学习技术进行智能辅助诊断预测分析，提出了针对心脏病患者病情严重程度分级策略和入院治疗风险的预测方法。

本书创新之处：第一，从实地调研中采集了真实病人的数据，并与医生积极沟通，获得了心脏病患者病情严重程度主要指标及手术风险的评判标准；第二，根据医生经验和特征构建方法对实验数据的特征进行降维处理，极大地降低了变量特征的维度，提高了实验结果的准确性；第三，应用数据科学的研究方法，在诊断分类和入院风险预测中将机器学习与统计分析两种数据挖掘方法结合使用，提升了预测的准确率。

本书共分7章，各章组织如下：第1章介绍医疗数据挖掘与智能辅助诊断系统概述；第2章介绍医疗数据挖掘方法及关键技术；第3章介绍基于统计方法的医疗数据分析与挖掘；第4章介绍基于BP神经网络模型的医疗分类预测；第5章介绍基于随机森林模型的入院风险预测；第6章介绍心脏病辅助诊断原型系统实现；第7章是对本书的总结与展望。

杨成伟

2020年5月21日

目录

CONTENTS

第1章 医疗数据挖掘与智能辅助诊断系统概述 …… 1

1.1 研究背景及意义 …… 1
1.2 研究目的及方法 …… 3
1.3 国内外研究现状 …… 4
1.4 本书的主要创新之处 …… 9
1.5 本书组织结构 …… 9
1.6 本章小结 …… 10

第2章 医疗数据挖掘方法与关键技术 …… 11

2.1 医疗数据的基本特征 …… 11
2.2 数据预处理方法 …… 12
2.3 医疗数据挖掘的基本流程 …… 14
2.4 医疗数据挖掘的关键技术 …… 16
2.5 本章小结 …… 17

第3章 基于统计方法的医疗数据分析与挖掘 …… 18

3.1 基于统计分析的模型及方法 …… 18
3.2 医疗数据挖掘的主要软件和工具 …… 27
3.3 基于心脏病数据的医疗统计分析与挖掘 …… 30
3.4 本章小结 …… 43

第4章 基于BP神经网络模型的医疗分类预测 …… 44

4.1 神经网络 …… 44

4.2 心脏病分类预测实验过程 …… 50
4.3 本章小结 …… 63

第5章 基于随机森林模型的入院风险预测 …… 64

5.1 随机森林 …… 64
5.2 入院风险预测实验过程 …… 69
5.3 模型学习及参数调优 …… 80
5.4 模型评估 …… 98
5.5 实验总结 …… 100
5.6 本章小结 …… 101

第6章 心脏病辅助诊断原型系统实现 …… 102

6.1 背景及功能 …… 102
6.2 开发环境 …… 103
6.3 系统分析与设计 …… 104
6.4 系统实现 …… 110
6.5 系统问卷评估 …… 114
6.6 本章小结 …… 119

第7章 总结与展望 …… 120

7.1 本书总结 …… 120
7.2 不足与展望 …… 120

附录 …… 122

附录1 调查问卷 …… 122
附录2 对用户输入分词预处理代码 …… 124

参考文献 …… 125

第 1 章

医疗数据挖掘与智能辅助诊断系统概述

1.1 研究背景及意义

21 世纪，随着人口数量的快速增加，人口老龄趋势的日益严重，社会医疗资源已经求过于供，尤其是公共医疗资源，在医学领域主要表现为：每天医院里有大量病人不断涌入，需要医生给予医治，然而，技艺高超的医生数量极为短缺，造成许多疾病难以得到及时有效的医治而被延迟，给病人造成无法弥补的巨大的损失，也使医患关系更加紧张，最终的危害无疑是巨大的。所以，如何提升医生的医疗效率以及病情判断准确率成为亟待解决的问题。在此同时，随着新一代信息技术尤其是 Internet、大数据、人工智能、移动互联技术的快速发展，各个行业都积累了大量的数据，如何从这些海量的、复杂的数据中提取出有价值的、能帮人们进行辅助分析决策的知识，已经成为一个亟须解决的任务。为了达到这个目的，人们逐步研究和开发了一种新型的数据处理的工具——数据挖掘（Data Mining），迅猛发展，已得到了广泛的接受与应用。数据挖掘是通过分析数据并从中获取有效信息的一种技术，它使用了统计科学中的采样、假设检验等知识，以及机器学习中的部分算法，超出若干学科研究领域，将统计科学、数据仓库技术、机器学习、知识工程、人工智能、信息检索等一些最新技术科学成果融合在一起，应用于社会的多个领域，如医疗诊治、商务分析、电子商务等，已经取得了很好的效果。

机器学习（machine learning）是近年来新兴的、热度非常高的学科，其主要研究的是如何用已获得的经验来提高计算机分类预测性能的科学，通过让机器主动学习研究、分析已获得的数据，并通过分类结果来做出智能的决策。因而，机器学习可以解决人工智能领域的诸多问题。机器学习的主要任务包括分类、回归等。分类是指在已有的研究对象被分为多个类别的情况下，确定新加入的对象应该属于哪个类别的分析方法。分类的过程一般可以分为两步：首先是进行算法训练，通常要为算法输入训练样本数据集，即大批有类别标签（已标记）的样本数据。训练样本数据集是用于训练机器学习算法数据的集合，通过学习可以得到分类的模型。其次，是进行预测，即利用第一步训练得到的模型对新的分类样本进行预测，得到分类的结果。回归分析是确定两种或两种以上变量间是否存在依赖关系的一种机器学习方法，主要用于估测数值类型数据的线性趋势情况。用数据来拟合曲线是回归的典型场景应用，通过给定数据点的拟合最优曲线，对目标变量 Y 随自变量 X 变化的趋势进行分析预测。由于机器学习可以通过学习获取数据中潜在的信息和知识，并根据数据的分布情况做出分类决策，因而在医学等各领域中得到了广泛的应用，并成为近些年的研究焦点。

随着数据挖掘和新一代信息技术的发展，医疗诊断系统（Medical Diagnostic System，MDS）逐渐成为人们关注的焦点。MDS 系统主要以具有强泛化性能的自动诊断模型为研究目标，依据机器学习算法，辅助医学专家对疾病诊断及手术风险进行预测。众所周知，医疗机构的主要职责是对疾病进行治疗，医疗的过程就是对疾病发现、诊断和治疗的一个过程。随着人类寿命的不断延长以及人类生存环境中各种污染的增加，导致出现的新的疾病呈现出复杂性、多样性的趋势，疾病对人们的生命和健康的威胁已经越来越严重。但是，传统的医疗诊断方法往往因人而异，有可能会因为医生的主观意识、外界环境的变化以及从医经验的不同而产生变化，因而，准确地诊断疾病种类及对疾病进行更为准确的风险预测已经成为一种技术含量非常高的工作，即便是具有多年从医经验的专家也有可能会出现误诊的情况，而诊断错误发生误诊，往往会产生严重的后果，甚至会威胁到患者的生命。同时，及时和准确的诊断是进行治疗的关键依据，及时而有效的诊断又与提升医疗治愈率密切相关，医院的社会经济效益与此也密切相关。

本书根据已经确诊的病例和当前患者的患病特征，集成适合于疾病智能诊断的数据分析与挖掘方法，目标是设计并实现了一种高效的心脏疾病智能诊断系统。使用该辅助诊断系统能够使患者无须到医院排队挂号，即可利用报告单上的各个指标，进行心脏病类型的判断及风险预测。同时，智能辅助诊断的结果也能够对医生的诊断起到参考和检验作用，具有一定的参考借鉴价值，可以提高医生诊断的效率，降低发生错诊的概率。随着确诊病例的增加，智能辅助诊断模型的准确率会不断提高，也会使辅助诊断系统不断得到更为广泛的应用，不仅可以减少病人多余的诊疗和住院次数，还能够为病人节约过度的治疗支出，节省医疗资源和社会资源，给真正需要救治的危急病人创造更多的治疗机会。因此，疾病智能辅助诊断系统的研究有广泛的应用前景和深远的社会意义。

1.2　研究目的及方法

随着社会经济的不断进步，人们的生活也不断提升，心血管疾病作为一种常见的慢性病其发生的概率也呈不断上升的趋势。心脏病是关于心血管疾病的一种，目前已经被确定为对人类健康造成极大威胁的源头之一，在中老年人中的发病率很高。另外，心脏病还具有先天遗传性，其种类也很多，包括先天性的心脏病、风湿性的心脏病、高血压性的心脏病、冠心病、心肌炎等。其中，冠心病已经成为美国和某些工业发达国家和地区人口减少的主要原因。心脏病的诊断不仅需要高端技术和设备，还需要具有丰富临床经验的医生，然而，当前在心脏病诊断方面仍然存在诸多问题。首先，我国的医疗水平在各地区发展极不平衡，在较发达的城市医疗资源比较多、技术也很先进，而对于较不发达的地区来说，当地不仅缺乏各种医疗设备资源，还缺少临床治疗经验的医生资源；其次，由于心脏病自身的复杂性，心脏病的诊断还存在很高的误诊率；最后，由于心脏病关乎人们的生命安全，人们在就医时，在经济水平允许的情况下一般都会偏好由心脏病领域的专家进行诊治，但这不仅要求患者个人经济条件达到较高水平，而且还要求社会医疗资源供给也必须处于较高的水平，但在当今医疗资源特别是心脏病专家资源非常紧缺的情况下，想要实现人人都享有专家诊治心脏病的机会几乎是不可能的。此外，患者在看病时不仅专家号源紧缺，还存在病人看病排队的等候时间过长、挂号的流程复杂等问题。显然，原始的诊断方法已经不能满足患者和医院的需要，因此，进行心脏病风险诊断的医疗智能辅助诊断系统应运而生。从目前人工智能的发展现状来看，医疗智能辅助诊断系统已经成为人们的研究热点之一。但由于心脏病的复杂多样性，诊断的经验性、模糊性又很强，因此正确诊断心脏病的种类及对心脏病的风险进行预测是一种非常考验技术含量的工作。因此，利用先进的计算机理论知识，如机器学习、数据挖掘、图像处理等技术，结合现代数据库，研究医疗智能诊断方法和准确率较高的智能辅助诊断系统已成为一个重要的方向。

本研究使用心脏病患者超声心动图诊断数据进行实验，主要从三个方面做了系统的研究，包括数据预处理、分类学习算法和分类器性能评价，从而实现心脏病患者入院手术风险的预测。首先，在从某医院心脏病科室进行实地考察的基础上，采集到心脏病患者的检查数据；其次，对这些原始的检查数据进行初步的数据预处理，整理好各类心脏病的属性特征，用主成分分析法进行数据降维，并利用卡方检验、方差分析以及逻辑回归等方法，得出心脏病发病的主要影响因素；再次，将处理结果以一定的比例分为训练集和测试集，选取决策树模型、随机森林模型、朴素贝叶斯模型及神经网络模型等经典机器学习模型进行训练；最后，根据实验对比结果选取准确度较高的模型作为辅助诊断系统的分类模型。项目建立的模型对于辅助医疗专家进行心脏病的诊断及入院风险的预测控制有很大的帮助，还可以在一定程度上提高医生的诊断效率，减少医生在诊断时的精力付出。本书所研究的内容对于促进机器学习技术与方法在医疗辅助诊断中的应用有一定的价值和意义。

1.3 国内外研究现状

医疗诊断需要将现有的专家系统与知识发现系统进行真正的融合，不断提高医疗诊断应用系统的性能。人们在各类医学数据库中不断尝试使用各种机器学习、数据挖掘方法，集成多种机器学习模型和数据挖掘方法，使计算机能够辅助医生进行疾病诊断。计算机诊断系统已经成为医生的好助手，能够协助医生完成精准的诊断过程。在大量应用的基础上，人们利用软件构件与知识发现的方法，集成各类适合医疗数据挖掘的方法与技术，目标是研发出一个计算机辅助医学诊断系统及工具，还能对其诊断的效果及性能进行评价。

1.3.1 医学专家诊断系统

传统的医疗诊断的过程主要是凭借大夫个人经验及经验积累进行分析，进而判断病人是否已经患病或是否具有患病的可能，这种诊断的准确度很大程度上依赖于大夫个人积累的经验，会由于大夫的个人经验和判断的差异而产生不一样的诊断结果。自从斯坦福大学开发出第一个医疗专家系统 MYCIN 之后①，至 1980 年匹兹堡大学的米勒等（Miller et al.）成功研制了 Tnternist－I 基于内科的计算机辅助诊疗系统②。随后，1991 年，哈佛医学院设计开发的 DXPLAIN 系统也能对多种病症进行自动诊疗③。1983 年，CYRUS 系统作为第一个真正的案例型的专家系统产生，它的发明者来自美国耶鲁大学的珍妮特·科洛德纳（Janet Kolodner）教授④。王等（Wang et al.）使用儿童骨折数据库来对贝叶斯网络模型进行模式发现，进而发现各变量之间的关联关系⑤。舒萨克·帝摩托等（Shusaku Tsumoto et al.）利用病人的头痛信息，在脑血管类疾病的诊疗系统中采用了面向模型的规则产生法，由于更贴近医疗专家的推理，使产生的规则精准度大大提高，几乎接近人类专家的预测水平⑥。而博雅尔丘克等（Bojarczuk et al.）在胸部疾病的诊疗系统中使用了一种新的数据分析与挖掘的方法，获得了较高的精度。与此同时，我国的医学专家系统的研究也在进行，取得了一些优秀的研究成果⑦。王怀清、粟载福教授将模糊数学理论成功应用于计算机中医诊断，提出了一系列诊断并行优化算法，提出了一种计算

---

① Index－Computer－Based Medical Consultations：Mycin [J]. *Computer－Based Medical Consultations：Mycin*，1976：261－264.

②⑦ Cios K J，Teresinska A，Konieczna S，et al. A knowledge discovery approach to diagnosing myocardial perfusion [J]. *IEEE Engineering in Medicine & Biology Magazine the Quarterly Magazine of the Engineering in Medicine & Biology Society*，2000，19（4）：17.

③ Barnett，G，Octo. DXplain [J]. *Jama*，1987.

④ Jenkins K J，Gauvreau K，Newburger J W，et al. Consensus-based method for risk adjustment for surgery for congenital heart disease. [J]. *Journal of Thoracic & Cardiovascular Surgery*，2002，123（1）：110.

⑤ Jenkins K J，Gauvreau K，Newburger J W，et al. Jenkins KJ，Gauvreau K，Newburger JW，et al.：Consensus-based method for risk adjustment for surgery for congenital heart disease [J]. *Journal of Thoracic & Cardiovascular Surgery*，2002，123（1）：110－118.

⑥ O'Brien S M，Jacobs J P，Clarke D R，et al. Accuracy of the aristotle basic complexity score for classifying the mortality and morbidity potential of congenital heart surgery operations [J]. *Annals of Thoracic Surgery*，2007，84（6）：20－27.

机诊疗模型[①]。西安电子科技大学的马玉祥等研制出肺部结核诊疗质量专家推理系统（TBDcs）[②]。

1.3.2 CAD 辅助诊断系统

CAD 系统是计算机学科、工程科学、认知与科学、逻辑科学等学科与临床医学结合的产物，应用非常广泛，它可以很大程度上提高医生对疾病的诊断效率，是一种含有大量权威知识和经验的系统。利用辅助诊疗系统可以模拟临床专家诊断的思路，随时向大夫提供各种数据和可能的常规诊疗方案。随着信息技术不断发展，人们能够获得的医学数据越来越多，疾病的种类也变得更加复杂多样，仅靠单个医生无法处理如此庞大的诊疗数据，此时数据挖掘工具派上用场，其可以协助医生对病人进行诊断评估，帮助解决庞杂的医学问题，优化诊疗方案，其诊断的准确性甚至优于医学领域的专家。但是，这种医学专家系统对于更加复杂多样化的医疗数据仍然具有局限性。

贝叶斯模型在辅助诊断系统中是使用最好也是使用最多最成熟的方法，它的实质是利用现有数据中的规律，分析估计事件发生后的概率大小，可将其应用于临床诊断。这种方法是可以进行反馈，通过反馈可以进一步提高治疗的准确率。在计算机辅助医疗系统中应用贝叶斯学习模型，可以不断地充实数据，诊断精准度也会不断提高，使系统逐步趋向于完善。陶红兵等采用贝叶斯学习模型判别法结合逻辑回归分析的方法对肺部结核病密切接触的病人是否出现病情进行了研究分析，最终达到的总准确率是 96.3%，说明贝叶斯判定模型有比较高的灵敏度和稳定的输出性，能够对密切接触者是否发病进行较为准确的诊断[③]。金建刚等人则利用贝叶斯模型判别法对全血细胞数量的减少进行了分类预测，正确率能够达到 85% 以上，并提供了准确的医疗诊疗的参考标准，其结果与医生诊断相一致，该方法同样也适用于当诊断病例依据不足的情况下[④]。中南大学医学

---

① 粟载福、王怀清：《泛系一阶智能中医辨证系统初探》，载《中国生物医学工程学报》1985 年第 1 期。

② 赵红云、马玉祥、任景岩等：《一种评估专家系统效能的方法》，青岛—香港国际计算机会议，1999 年。

③ 陶红兵、苗卫军、叶建君等：《活动性肺结核病人密切接触者发病因素分析》，载《中国公共卫生》2009 年第 5 期，第 526 ~ 527 页。

④ 金建刚、扈江伟、宁红梅等：《骨髓间充质干细胞对体外分化的原态（naive）T 细胞分泌细胞因子的影响》，载《中华血液学杂志》2005 年第 6 期，第 339 ~ 341 页。

院陈伟等人利用贝叶斯分析方法诊断测试孤立性肺结节（SPN）的敏感度和特异度，通过实验分析可以证明：贝叶斯学习模型分析是一个有效的治疗辅助工具，具有判别SPN良性或恶性的能力，尤其对低年资大夫的帮助更大①。

20世纪90年代，随着计算机辅助设计以及人工神经网络技术的迅速发展，CAD的研究成为当代医疗影像领域的研究热点，并在临床诊断中展示出其明显的诊疗价值。人工神经网络作为终端的知识获取工具，其获取的知识被存储在网络链接的神经元阈值之中，依靠网络的分布式计算能力可以得到神经网络的输出结果。此时结论所依据的专家个人经验判断就可以转换成为可记录的知识库规则，并能将结果输入到专家系统的推理网络里，而推理网络采用以基于对象存储方式，将知识仓库中的专家知识和人工神经网络的每个输出结果进行转换。最后，专家系统的推理网络汇总得到最后的结果。在CAD研究方面，较为普遍的是在乳腺和肺病方面的治疗②，而在虚拟现实的腔镜、肝部疾病治疗、脑部肿瘤、脑部灌注和中医领域等很多方面的研究大多处于初始阶段，大量的研究正在探索之中。针对各种特定的医疗数据库，人们还使用了各种适合医疗的数据分析与挖掘方法对计算机辅助诊疗系统进行设计与开发。在大量应用的基础上，医疗诊疗系统未来的目标是要利用软件构建技术与知识经验发现系统，集成各种适合医疗的数据库挖掘的新方法，开发一个适用于医学科学的信息数据库，能够自动比较各种不同性能的通用诊断工具，从而节约开发整个计算机辅助医疗诊断的时间③。

1.3.3　疾病辅助诊断模型

自从美国斯坦福大学第一个医学专家系统MYCIN诞生后，对疾病辅助诊断模型的研究就引起了国内外学者的关注，成为一个新的研究焦点。在有关医学诊断模型的典型研究中，涌现了一批优秀的研究成果。张淼等人使用模糊数学与统计挖掘相结合的方法，提出了医疗疾病智能诊疗的模

---

① 陈伟、刘进康、李文政等：《基于Bayes理论的计算机辅助诊断系统在孤立性肺结节CT诊断中的应用》，载《第三军医大学学报》2008年第20期，第26~29页。

② Efron B, Tibshirani R. Bootstrap Methods for Standard Errors, Confidence Intervals, and Other Measures of Statistical Accuracy [J]. *Statistical Science*, 1986, 1 (1): 54-75.

③ Witten I H, Frank E. Data mining: practical machine learning tools and techniques with Java implementations [C]//Morgan Kaufmann Publishers Inc. 2000.

型，最终研究开发出一个医疗诊断的专家推理系统[①]。李平和孙扬等人提出了一种以中医中脏腑辨证理论为基础的智能医学诊断系统，该系统首先提取多个特征参数，然后应用模糊聚类法进行诊治和治疗[②]。李江、何凯等人在移动式数据获取装置和 PC 辅助诊断平台所组成的人体抗阻智能医学诊断的系统基础上，将支持向量机模型（Supported Vector Machine，SVM）方法引入该系统的诊断平台[③]。戴鲁江、李力等人基于 Struts 和 iBATIS 框架，设计开发了一个远程医疗诊断系统，该系统分为医生和患者两个角色，实现了医患信息互通及基础医疗诊断[④]。张丽娜等人研究开发了基于 LabVIEW 平台的先天性心脏病远程医疗诊断系统，实现了心音、心电信号的发送和接收、采集和存储以及处理分析，实现了数据的双向流动，并能够在一定程度上识别出异常心音[⑤]。王俊梁等人将具有属性简约能力的粗糙集和通过松耦合方式融合的神经网络算法相结合，清除了大量属性中的多余部分，构建了区域性的医疗信息相互共享的服务平台的原型[⑥]。张爱英等人（2013）建立了基于知识表示法和模糊推理方法的疾病模糊诊断专家系统，实现了对当地 26 种常见疾病的自动诊断[⑦]。黄锦静等人（2017）提出了基于改进属性可依赖的、可分辨的矩阵、属性可约简的 C4.5 算法及其扩展随机森林模型算法的肺癌诊疗系统，提高了医疗诊断的精度[⑧]。

柳秋云等人将朴素贝叶斯分类器的改进算法、集成学习算法和概率估计方法应用到患者表面症状病因初步诊断的实践中[⑨]。王瑞军等人将贝叶斯网络（BN）同案例推理法（CBR）融合建立起了 BN－CBR 混合诊疗模型，该模型通过查询以往案例为当前诊疗问题提供决策方面支持，基于 CBR 推理机制所建立的 BN－CBR 混合诊疗模型，通过相似函数匹配实现推导的动态能力，并通过 K－D 树算法组织治疗案例建立案例仓库[⑩]。吴

---

① 张淼：《基于模糊聚类与逐步判别分析相结合的医学辅助诊断模型的研究》，载《医学信息（上旬刊）》2005 年第 6 期，第 554～556 页。

② 孙扬：《模糊聚类在智能医疗诊断系统中的研究与应用》，浙江大学，2006 年。

③ 何凯：《支持向量机方法在智能医疗诊断系统中的应用与研究》，浙江大学，2007 年。

④ 戴鲁江：《远程医疗诊断系统设计与实现》，南昌大学，2012 年。

⑤ 张丽娜：《基于 LabVIEW 的先心病远程医疗诊断系统的研究与实现》，云南大学，2014 年。

⑥ 王俊梁：《基于 RS 和 BP 神经网络算法的医疗诊断系统》，中山大学，2011 年。

⑦ 张爱英：《改进的模糊专家系统及其在医疗诊断领域的应用研究》，浙江理工大学，2014 年。

⑧ 黄锦静、陈岱、李梦天：《基于粗糙集的决策树在医疗诊断中的应用》，载《计算机技术与发展》2017 年第 12 期，第 148～152 页。

⑨ 柳秋云：《改进的朴素贝叶斯分类器在医疗诊断中的应用》，载《科技创新导报》2008 年第 31 期，第 192～192 页。

⑩ 王瑞军：《面向医疗诊断的 BN－CBR 混合模型及其应用》，天津大学，2009 年。

炜等人为了降低诊疗过程中的人为主观疏忽，结合统计与分析的规则推理，利用数据分析与挖掘技术进行智能诊断[①]。孙宇航等人提出了基于扩展的粗糙集的差异矩阵的启发约简方法和自适应遗传化简算法，利用这两种属性化简算法来辅助医学诊断，进而实现对Ⅱ型糖尿病病人数据的属性规约，用以提取主要的症状特征，以减少误诊率[②]。于霄等人使用影响因子改进了几种经典组合分类算法，并基于改进后的算法设计实现了医疗诊断专家系统推理机，对于医疗初诊具有很大的现实意义[③]。张一宁等人利用机器学习中的感知机算法分析心脏相关数据，使受测人本人能及时判断自己是否患有该疾病，从而进行辅助诊断[④]。

1.4　本书的主要创新之处

（1）通过统计挖掘分析的方法（主成分分析、方差分析等）从 83 种属性中找到预测紧密相关的 12 种属性子集，从而有效降低了学习算法的执行时间，提高了分类的效率。

（2）研究提出一种利用 BP 人工神经网络模型的心脏疾病分类预测的方法，对采集的实验数据进行学习与训练，对神经网络模型实施分类，对分类效果进行了测试，取得了理想的效果。

（3）采用自动属性选择的方法。采用属性自动选择方法，主要应用包括 CfsSubsetEval 和 BestFirst 方法。

（4）设计并实现了医疗智能辅助诊断系统的原型，并对移动端诊断功能的用户体验效果进行了问卷调查。

1.5　本书组织结构

本书共分 7 章，各章主要内容如下：

---

① 吴炜、杨梅瑰、唐飞岳：《基于数据挖掘技术的辅助医疗诊断研究》，载《医学信息学杂志》2010 年第 12 期，第 22～26 页。

② 孙宇航：《粗糙集属性约简方法在医疗诊断中的应用研究》，苏州大学，2015 年。

③ 于霄、陈伟建、李崭、方然：《一种应用于医疗诊断推理机的改进分类算法》，载《电脑知识与技术》2018 年第 9 期，第 24～26，30 页。

④ 张一宁：《数据挖掘技术在医疗诊断中的应用——感知机模型诊断心脏病》，载《电子制作》2019 年第 4 期，第 8～10 页。

第 1 章：医疗数据挖掘与智能辅助诊断系统概述。本章介绍了医疗辅助诊断问题的研究背景、意义及国内、国外研究现状，以及本文的总体思路、创新点及章节安排等。

第 2 章：医疗数据挖掘方法与关键技术。本章介绍了医疗数据的基本特征、预处理方法，还对医疗数据挖掘的基本流程和关键技术做了详细的介绍。

第 3 章：基于统计方法的医疗数据分析与挖掘。本章介绍了基于统计分析的模型和方法、医疗数据统计分析的主要软件和工具；最后用主成分分析、方差分析、二元 Logistic 回归及卡方检验四种统计挖掘方法对心脏病数据进行分析。

第 4 章：基于 BP 神经网络模型的医疗分类预测。主要介绍了神经网络模型、实验过程、效果评估。按照问题定义、数据准备、特征构建、模型学习、效果评估的流程进行描述。

第 5 章：基于随机森林模型的入院风险预测。主要介绍了随机森林模型、实验过程、效果评估等，并将模型与决策树、贝叶斯网络、神经网络模型进行了对比，对参数进行了调优。

第 6 章：心脏病辅助诊断原型系统实现。对心脏病辅助诊断系统进行需求分析、行为分析、对象分析，初步实现了原型系统；还对辅助诊断原型设计进行用户体验问卷调查分析。

第 7 章：总结与展望。对本书已完成工作进行了总结，并分析了当前原型系统功能实现存在的不足之处，最后对未来的研究方向进行了展望。

1.6 本章小结

本章主要介绍了医疗数据分析与挖掘的研究背景及意义、研究目的、国内外研究现状、创新点及章节主要内容，为下面进一步介绍医疗数据分析与挖掘的理论方法和应用实践奠定基础。

第 2 章

医疗数据挖掘方法与关键技术

随着人们生活质量和水平的日益提升，对日常健康和身体检查的需求不断提高，如何辅助医生进行精准的诊断，使病人在更短的时间内获得更好的医疗服务，一直被社会所关注。与此同时，近年来，以心脏病为代表的心血管类疾病的发病概率越来越高，助推了医疗数据挖掘的研究需求。本章首先介绍了医疗数据的基本特征及基本流程；然后总结了医疗数据预处理方法及关键技术。

2.1　医疗数据的基本特征

医疗数据是大夫对病人检查和治疗中产生的数据，主要包括患者基础性数据、电子病历数据、体检检查数据、诊断治疗数据、医学影像数据、医患管理数据、医疗仪器设备和仪器的数据等。医疗数据主要包括结构化的数据，还同时存在大量的非结构化、半结构化类型，其多样性是其最为显著的特征。正因如此，医疗数据挖掘相对于传统数据挖掘有一定的区别，其分析难度更大，意义也更大。总起来说，医疗数据主要包括以下基本特征：

- 多样性：医疗数据包括指标数据（如体征参数、二维超声心动图特征等）、图像（如心脏内室 B 超图等）、文本数据（如患者的身份登记、症状记录、检查项目描述等）等多种不同类型的数据。
- 不完整性：医疗数据具有不完整性。一方面，医疗记录的内容是有限的，不可能完全覆盖患者的全部病症特征的信息；另一方面，医疗信息的记录内容及表述方式专业性强，个性化表述较多，简化程度高，所以，内容不容易理解。

• 冗余性。疾病诊断是一个复杂的过程，需要获得大量的患者基础信息。这些医疗信息存储在一个庞大的数据库中，同一个病人在不同时期的大量相同或相似的信息一起被存储其中。另外，对于医疗机构来说，除了患者的检查数据和诊断数据外，实际采集的数据远不止这些。例如患者的姓名、性别、身份证等人口统计学信息，在疾病诊断中或许用不到，但对于病人信息的跟踪管理是非常重要的。

2.2 数据预处理方法

在医疗数据采集过程中，很难避免会产生有错误、有缺失、有噪声、不一致等问题的数据，而这些问题都会对医疗数据分析与挖掘的结果产生显著的影响，甚至会造成实验结果的严重偏差，进而影响医生的正确决策。因此，先对医疗数据进行预处理是十分必要的，也是非常重要的。医疗数据挖掘对数据的预处理的要求很高，方法主要包括：数据的清洗、数据的集成、数据的转换，以及数据的消减等。

2.2.1 数据清洗

在现实条件下采集的医疗样本数据一般包含噪声或缺失值。数据清洗的目的是为了对缺失值和异常数据进行补充，对噪声数据进行平滑数据处理，以及对数据中存在数据不一致问题进行改正等。

1. 遗漏数据的常用处理方法

✧ 忽略此记录。
✧ 手工填补遗漏值。
✧ 补充遗漏数值，用缺省值填充。
✧ 利用均值填补遗漏值。
✧ 利用最可能的值来填充数据收集中遗漏掉的数值。

2. 噪声数据的常用处理方法

噪声数据的处理方法主要是对所测量的数据随机出现的错误或变化的

处理。

✧ Bin方法：它是利用被平滑的数据其周围的点对一组数据进行平滑处理的方法。

✧ 聚类：通过聚类可以来发现数据中存在异常数据的点。通过聚类将相似或者相邻的数据聚在一起，从而形成多个集合，而脱离这些集合的数据，就是异常数据。

✧ 回归：借助线性回归或多元回归，可以获得变量之间的一个关系的拟合，从而实现利用数据中的一些变量值来预测另一些变量可能的取值。

3. 不一致数据的常用处理方法

人工采集中的数据常出现记录内容不一致的问题，难以用计算机自动检查处理，可以通过与医疗领域的专家（医生、医院管理人员）联系，人工加以解决。

2.2.2 数据集成

数据挖掘的任务经常存在多个数据源。因此，要对这多个数据源进行数据集成的操作。数据集成是将多个不同数据来源的数据统一整合在一起，把它们统一成一个数据集的过程。数据集成是为了在后续数据挖掘过程中确保提供的数据具有一致来源的基础和保障。数据集成的过程中常发生的问题及解决方案如下：

✧ 模式集成：模式的集成解决的是如何使来自异构数据源现实中的实体之间相互匹配的问题，对实体进行识别是其中的关键问题。

✧ 冗余问题：冗余也是数据集成中的常见问题，亦即如果属性A能够通过另一个属性B被推得，则属性A就被认为是冗余特征属性。冗余特征属性一般采用的处理方法是直接删除。

✧ 数值冲突的检测和消除：对于同一个实体，数据来源不同，属性特征值情况也不同，原因可能是由于表示存在差异、比例尺度的不同或是存在编码的差异等。

2.2.3 数据转换

数据转换就是对收集的数据进行转换，或是归一合并成一个更适合数据分析挖掘描述的形式。医学数据挖掘中的数据转换一般包含如下处理内容：

✧ 平滑处理：清除数据中存在的噪声数据，主要的技术方法有：聚类的方法、bin 方法和回归分析方法。

✧ 合计处理：即对数据进行合计操作。

✧ 数据泛化处理：所谓的泛化处理是指用层次更高或者更加抽象的概念来代替底层的数据或对象。

✧ 规格化：规格化就是将有关的属性按照特定的比例投放到特定更小的数值范围之中。

✧ 属性构造：根据已经存在的属性来构造新的属性，从而使数据分析挖掘的过程更迅速。

2.2.4 数据消减

当对大规模的数据进行复杂的分析时会耗费大量的时间，这就使数据分析变得既不现实又不可行，特别是在交互式的数据挖掘下这种情况会尤为严重。因此，需要数据消减，从原来大规模的数据中提取出一个更精简的数据集，并使该数据集能够完整保持原有数据集合特性，这样既提升了数据分析挖掘的效率，又不会对数据挖掘的结果造成显著的偏差。在医疗数据挖掘中，数据消减方法主要包括：

✧ 数据立方合计：主要应用于构造数据立方。

✧ 维数消减：用来检测和消除与数据分析挖掘无关、弱相关或者冗余的特征属性的方法。

✧ 数据压缩：能够利用编码的技术来对原有数据集的大小进行缩小。

✧ 数据块消减：采用更为简单的数据描述形式，如参数或非参数模型来代替原来的数据。

✧ 离散化与概念层次生成：离散化是采用取值的范围或是更高层的概念来代替原有的数据。概念层次的运用可以帮助分析得到更多抽象层面的模式知识。

2.3 医疗数据挖掘的基本流程

由于医疗数据特殊的性质，使医疗数据分析挖掘的流程与传统数据分析挖掘存在一定的差异，本节总结了医疗数据挖掘的基本流程，并以心脏病医疗数据挖掘为例进行阐述，并在接下来的章节中使用此过程进行心脏病医疗数据挖掘实践。医疗数据挖掘的基本流程如图2－1所示。

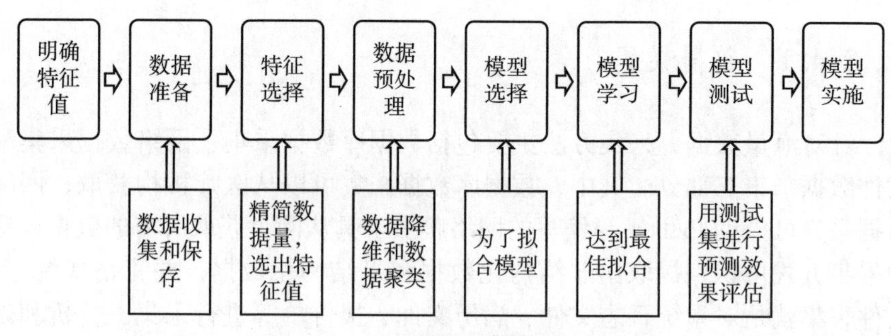

图2－1　医疗数据挖掘的基本流程

（1）问题定义：明确心脏病医疗挖掘的对象及各项决定心脏病类型的特征值。

（2）数据准备：通过实地调研，获得用于实验的原始数据，整理加工后将患者的各项检查内容的特征值数据进行收集整理，并进行持久化的保存。

（3）特征选择：目的是选择出影响心脏病分类诊断的特征值，进而在保持数据真实性的基础上最大限度地精简数据量，使数据的潜在规律和关系更突出，提高数据挖掘效率。

（4）数据预处理：包括空值的处理、噪声消除、数据变换等，完成数据降维和数据清洗。

（5）模型选择：主要为了使用模型进行下一步的分析和预测，使用我们选择的训练集、测试集能够很好地对模型进行拟合。

（6）模型学习：利用训练集数据进行模型训练，以达到模型与数据集的最佳拟合。

（7）模型测试：利用测试集中的数据对已经训练好的模型进行分类或预测，并对分类或预测的效果进行评估。

（8）模型实施：将新模型的嵌入应用系统实现中，提供面向终端用户的使用接口和人机界面。

2.4 医疗数据挖掘的关键技术

医疗数据挖掘的关键技术主要包括四个方面。

2.4.1 数据采集

针对海量数据，采集方法主要包括数据库数据采集、网络数据采集和文件数据采集三部分。其中，数据库数据采集可以从医疗机构获取；网络数据采集可借助 Python 等编写的网络爬虫工具从网页获取所需的数据，这种采集方式可识别提取出非结构化数据和半结构化数据，并将格式统一；文件采集就是对系统日志文件、病历文件、报告单等进行采集、分析和处理。采集的数据可使用关系型（SQL）数据库和非关系型（NoSQL）数据库来存储。

2.4.2 数据预处理

要想获得较高准确率的数据挖掘结果，必须在数据的预处理过程中清除掉原始的数据中存在的缺失数据、失真数据和冗余数据等。数据的预处理技术主要有：数据的清洗、数据的集成，以及数据的规约。数据的清洗主要用于缺失值和噪声数据的处理；数据的集成是将来自不同数据源的数据集成到同一个数据库中；数据的规约即在不改动数据完整度的前提下，最大限度简化数据，使规约后得到的数据集与原始数据集进行数据分析挖掘后的结果相一致。

2.4.3 数据存储

数据存储包括关系型数据和非关系型数据的存储。另外，大规模并发处理架构（MPP）数据集群适用于数据仓库和结构化的数据挖掘；基于 Hadoop 的扩展平台擅长处理半结构化和非结构化数据。

2.4.4 数据分析

数据分析比较常见的几种核心技术有：可视化数据分析、数据分析挖掘、数据预测分类。可视化数据分析是指将数字信息用图表的形式清晰地传达出来；数据分析挖掘算法是数据分析的理论核心，对不同的数据类型要有针对性地选择适合的算法；数据预测分析帮助用户挖掘蕴藏在结构化和非结构化数据中的趋势、模式和关系，据此进而可以对未来事件进行预测。

2.5 本章小结

本章主要介绍了医疗数据挖掘的方法和关键技术，包括主要特点、预处理技术、基本流程、关键技术与方法等。

第3章

基于统计方法的医疗数据分析与挖掘

3.1 基于统计分析的模型及方法

3.1.1 主成分分析法

主成分分析目标是把原始特征指标转化为几个主要的特征指标实现特征降维。主成分分析采用的方法就是将彼此相关的一组特征指标转化为彼此独立的新的一组特征指标。利用少数的几个指标变量，综合地反映出原来多个指标变量中所包含的主要内容的信息。

1. 基本思想

主成分分析是将各变量之间彼此联系的复杂关系进行简化的一种处理手段。由于多个变量之间通常存在着一定程度的关联性。通过线性的方式，从所有的指标中尽可能地提取出主要特征所包括的信息。当第一个线性的特征组合无法提取更多的信息时，就会考虑用第二个线性特征组合继续该快速提取过程，直到所提取的特征所包含的信息内容与原特征指标所包含的信息内容接近为止。主成分分析在试图保证数据信息量损失尽量最少的原则下，对多个变量的数据集进行最少的压缩，即将高维变量空间降维到低纬度来处理。其原因是显而易见的，要识别的系统在其低维度的空间要比在高维的空间容易很多。主成分回归的方法是在主成分方法的基础上，在 $m+1$ 个自变量中选出前 q 个主要成分，这些自变量是互不相关的。在保持因变量不改变的前提下，以这 q 个主成分作为自变量作为回归特征；再把所得的结果作变量的代换，转化成因变量与自变量的原来关系的方法。

2. 模型的数学表示

主成分分析的数理模型可以表示为：设 p 个变量所构成 p 维随机发生向量 X_1，X_2，…，X_p。对 X 作正交操作变换，令 $Y=T^TX$，其中 T 为相互正交的矩阵，要求 Y 的各分量是不互相关联的，并且 Y 的第一个方差是最大的，第二个分量的方差则次之，以此类推。为了保持信息的不损失，Y 的各分量的方差与 X 的各分量的方差和是相等的，其推导过程如下。

设 $X=(X_1, X_2, \cdots, X_p)^T$ 为一个 p 维随机向量，假定存在一个二阶矩阵，其均值向量与协方差可分别记为：

$$\mu = E(X), \sum = D(X)$$

考虑下面的线性变换形式：

$$Y_1 = t_{11}X_1 + t_{21}X_2 + \cdots + t_{p1}X_p$$
$$Y_2 = t_{12}X_1 + t_{22}X_2 + \cdots + t_{p2}X_p$$
$$\cdots\cdots$$
$$Y_p = t_{1p}X_1 + t_{2p}X_2 + \cdots + t_{pp}X_p$$

用矩阵形式可以表示为：

$$Y = T^TX$$

其中，$Y=(Y_1, Y_2, \cdots, Y_P)^T$；$T=(T_1, T_2, \cdots, T_P)$。

满足如下条件：

每个主成分的系数平方和的值为 1，即 $\| T_i \| = 1$，主成分之间是相互独立的。

$$\text{Cov} = (Y_i, Y_j) = 0, i \neq j, i, j = 1, 2, \cdots, p$$

主成分的方差结果按照其重要的程度，遵循依次递减原则。

$$\text{Var}(Y_1) \geqslant \text{Var}(Y_2) \geqslant \cdots \geqslant \text{Var}(Y_p)$$

3. 主成分分析的推导

（1）第一主成分的推导：

设 X 的协方差阵为：$\sum_x=\begin{bmatrix}\sigma_1^2 & \sigma_{12} & \cdots & \sigma_{1p}\\ \sigma_{21} & \sigma_2^2 & \cdots & \sigma_{2p}\\ \vdots & \vdots & & \vdots\\ \sigma_{p1} & \sigma_{p2} & \cdots & \sigma_p^2\end{bmatrix}$

由于 $\sum_X$ 为非负定的对称矩阵，则根据数学知识可得到，必存在正交阵 T 使 $T^T\sum_X T=\begin{bmatrix}\lambda_1 & & 0\\ & \ddots & \\ 0 & & \lambda_p\end{bmatrix}$ 其中 λ_1，λ_2，…，λ_p 为 $\sum_X$ 的特征根，假设 $\lambda_1\geqslant\lambda_2\geqslant\cdots\geqslant\lambda_p$，而 T 恰好是由特征根相对应的特征向量组成的正交矩阵。

$$T=(t_1,\ \cdots,\ t_p)=\begin{bmatrix}t_{11} & t_{12} & \cdots & t_{1p}\\ t_{21} & t_{22} & \cdots & t_{2p}\\ \vdots & \vdots & & \vdots\\ t_{p1} & t_{p2} & \cdots & t_{pp}\end{bmatrix}_n$$

$$T_i=(t_{1i},\ t_{2i},\ \cdots,\ t_{pi})'i=1,\ 2,\ \cdots,\ P$$

设有 P 维正交向量 $a_1=(a_{11},\ a_{21},\ \cdots,\ a_{p1})'$

$$Y_1=a_{11}X_1+\cdots+a_{p1}X_p=a'X$$

$$\mathrm{Var}(Y_1)=a_1'\sum a_1=a_1'T\begin{bmatrix}\lambda_1 & & & \\ & \lambda_2 & & \\ & & \ddots & \\ & & & \lambda_p\end{bmatrix}T'a_1$$

$$=a_1'[u_1,\ u_2,\ ...,\ u_p]\begin{bmatrix}\lambda_1 & & & \\ & \lambda_2 & & \\ & & \ddots & \\ & & & \lambda_p\end{bmatrix}\begin{bmatrix}u_1'\\ u_2'\\ \cdots\\ u_p'\end{bmatrix}a_1$$

$$\sum_{i=1}^{p}\lambda_i a't_it_i'a=\sum_{i=1}^{p}\lambda_i(a't_i)^2\leqslant\lambda_1\sum_{i=1}^{p}(a't_i)^2=\lambda_1\sum_{i=1}^{p}a't_it_i'a=\lambda_1 a'TT'a=\lambda_1$$

当且仅当 $a_1=t_1$ 时成立，即 $Y_1=t_{11}X_1+\cdots+t_{p1}X_p$ 成立时，有最大的方差 λ_1。这是因为，

$$\mathrm{Var}(Y_1)=T'_1\sum xT_1=\lambda_1$$

如果第一主成分的信息表达不够，则须找到第二主成分特征。

（2）寻找第二主成分。因为第一，第二主成分是存在线性无关的，所以条件 $\mathrm{Cov}(Y_1, Y_2)=0$ 一定成立，寻找第二主成分 $Y_2=t_{12}X_1+\cdots+t_{p2}X_p$，因为，

$$\mathrm{Cov}(Y_1,\ Y_2)\ =\ \mathrm{Cov}(t_1'x,\ t_2'x)\ =\ t_2'\sum t_1\ =\ \lambda_1 t_2' t_1\ =\ 0$$

所以 $t_2't_1=0$，则对 p 维向量 t_2 有

$$\mathrm{Var}(Y_2)\ =\ t_2'\sum t_2\ =\ \sum_{i=1}^{p}\lambda_i t_2' t_i t_i' t_2\ =\ \sum_{i=1}^{p}\lambda_i (t_2' t_i)^2$$

$$\leqslant \lambda_2 \sum_{i=2}^{p}(t_2' t_i)^2\ =\ \lambda_2 \sum_{i=1}^{p} t_2' t_i t_i' t_2\ =\ \lambda_2 t_2' T T t_2\ =\ \lambda_2 t_2' t_2\ =\ \lambda_2\text{。}$$

所以，取线性变换 $Y_2=t_{12}X_1+t_{22}X_2+\cdots+t_{p2}X_p$ 时，则 Y_2 方差越大，依次类推。

$$Y_1=t_{11}X_1+t_{21}X_2+\cdots+t_{p1}X_p$$
$$Y_2=t_{12}X_1+t_{22}X_2+\cdots+t_{p2}X_p$$
$$\cdots\cdots$$
$$Y_p=t_{1p}X_1+t_{2p}X_2+\cdots+t_{pp}X_p$$

矩阵形式为 $Y=T^TX$。

4. 主成分的性质

（1）第 k 个主成分 Y_k 系数的向量是第 k 个特征根 λ_k 所对应的标准的特征向量。

（2）第 k 个主成分的方差为第 k 个特征根 λ_k，且任意两个主成分都是不能相关的，也就是 Y_1，Y_2，…，Y_p 的样本协方差矩阵是个对角型矩阵。

（3）样本的主成分的总方差等于原变量样本的总方差，为 p。

（4）第 k 个样本的主成分与第 j 个变量样本之间的相关联的系数为：

$$\rho=(Y_k,\ X_i)=\frac{\sqrt{\lambda_k}}{\sqrt{\sigma_{ii}}}t_{ki}\quad \text{（因子载荷量）}$$

5. 主成分的方差贡献率

主成分分析方法把 p 个初始的变量 X_1，X_2，…，X_p 总方差 $\mathrm{tr}(\sum)$ 分解成 p 个彼此独立的，形式为 Y_1，Y_2，…，Y_p 的方差之和 $\sum_{k=1}^{p}\lambda_k$。主成分分析的目的是减少变量特征的数量，所以不会将全部的 p 个主成分都采

用，会将一些带有较小方差的主成分丢弃，将不会给总方差带来很大的影响。这里称 $\varphi_k = \frac{\lambda_k}{\sum_{k=1}^{p}\lambda_k}$ 为第 k 个主成分 Y_k 的贡献率。第一主成分的贡献率是最大的，这表明 $Y_1 = T_1'X$ 综合原始的变量 X_1，X_2，…，X_p 的能力是最强的，而 Y_1，Y_2，…，Y_p 综合的能力依次减低。若只取 m 个主成分，则称 $\psi_m = \frac{\sum_{k=1}^{m}\lambda_k}{\sum_{k=1}^{p}\lambda_k}$ 为主成分 Y_1，Y_2，…，Y_p 的累计贡献率，累计贡献率表明 Y_1，Y_2，…，Y_p 综合 X_1，X_2，…，X_p 的能力。通常使它们累计的贡献率到达一个较高的比率数即可停止特征主成分的分析。

3.1.2 方差分析法

方差分析（Analysis of Variance，ANOVA）来自英国的科学家 R. A. 费舍尔（R. A. Fisher）提出的一种统计分析方法。它是一种使用试验来获得数据并进行分析的统计分析方法，经常用于研究不同环境和情况下所制订实验方案中的影响因素是否具有显著性。通过对实验进行细心设计，能够在限定的物理条件下（资金、时间、人力等），尽可能少的利用实验中所获取的数据，最大可能的包括数据中的重要的信息。方差分析法从实验相应的数据中尽最大可能地提取有用信息。该统计方法在科学研究和现代自动控制中，有广泛的应用场景，并产生了很好的效果。

方差分析的方法是按照研究的目的，将总变异过程中的离均差的平方和、自由度各自分解成相应的几个部分，然后求各对应部分的变异，再使用各部分的变异与组内（或误差）变异进行比较，得出统计变量的 F 值，再根据 F 值的大小确定 P 值，作出统计推断结果。按照上述思路可以归纳出方差分析的方法和步骤。

1. 假设提出

H_0：$\mu_0 = \mu_1 = \cdots = \mu_k$

H_1：不是所有的 μ_i 都相等（$i=1$，2，3，…，K）。

2. 方差分解

总离差的平方和定义为各样本观测结果值与总的平均值的离差平方和。

记作 $SST = \sum_{k=1}^{K}\sum_{j=1}^{n}(x_{kj}-\bar{x})^2$，其中 $\bar{x}$ 是样本的均值，$\bar{x} = \frac{\sum_{k=1}^{K}\sum_{j=1}^{n}x_{kj}}{N}$，这里 $N=nK$ 表示的是样本总数。

将总离差平方和分成两个部分：

$$SST = \sum_{k=1}^{K}\sum_{j=1}^{n}(x_{kj}-\bar{x})^2$$
$$= \sum_{k=1}^{K}\sum_{j=1}^{n}(x_{kj}-\overline{x_i})^2 + \sum_{k=1}^{K}n\times(\overline{x_k}-\bar{x})^2$$

其中，$\overline{x_i}$ 的含义是第 i 组变量的平均值 $\overline{x_i} = \frac{\sum_{j=1}^{n}x_{ij}}{N}$，记 $SSE = \sum_{k=1}^{K}\sum_{j=1}^{n}(x_{kj}-\overline{x_i})^2$ 是由于因素取不同的水平所产生的离差平方和。记 $SSTR = \sum_{k=1}^{K}n\times(\overline{x_k}-\bar{x})^2$ 为由于因素水平不同产生的离差平方和。因此，可以得到 $SST=SSE+SSTR$，$N-1$，$N-K$ 和 $K-1$ 是它们的自由度。自由度之间的关系为 $N-1=(N-K)+(K-1)$。

3. *F* 检验

组间均方差表示为：$MSTR = \frac{SSTR}{K-1}$；组内均方差表示为：$MSE = \frac{SSE}{N-K}$；

用数学知识能够证明 $E(MSE)=\sigma^2$，$E(MSTR)=\sigma^2+\frac{1}{K-1}\sum_{i=1}^{K}n(\mu_i-\mu)^2$

原假设 H_0 成立时，$\mu_0=\mu_1=\cdots=\mu_k$ 就有 $E(MSE)=E(MSTR)=\sigma^2$，否则有 $E(MSTR)>\sigma^2$。当原假设成立的时候，可以构造出统计量 F 值，此时统计量 F 值服从其对应自由度的 F 分布。

综上，当原假设 H_0 成立时，$\mu_0=\mu_1=\cdots\cdots=\mu_k$ 此时比较小，F 值也比较小。反之 H_0：不成立时，$MSTR$ 比较大，F 值也比较大。对于给定的显著性水平 α，查 F 的分布表就能够得到 $F_\alpha(K-1, N-K)$。如果 $F>F_\alpha(K-1, N-K)$，则 K 个组的总体均值间有显著性的差异，则拒绝 H_0。若 $F<F_\alpha(K-1, N-K)$，则 K 个组的总体均值间就没有显著的差异，则接受 H_0。

3.1.3 二元 Logistic 回归法

在医学数据挖掘研究中，逻辑回归分析挖掘应用很广泛，因为其同时具有良好的判断鉴别的能力，尤其是在数据类型不能同时满足 Fisher 判别和贝叶斯判别条件时，更显示出逻辑回归判断鉴别能力的效果和优势。

医学数据挖掘研究中经常需要面对预测变量的分类预测问题，像生和死、得病或没得病、传染与未传染、有效果与没效果等，这些都属于二分类问题。在这些问题中，研究者所关心的问题是导致了人群患某种病的因素是什么，或者某些人群不患某种病的因素是什么，对病人所患的某种疾病进行治疗时，什么原因导致病人治疗结果产生了不同的疗效。这类问题本质上都可以归为是回归分析问题，因变量就是上述所提及的类别变量，自变量则是与治疗结果有关的特征属性。然而，这类问题无法直接采用线性回归分析的方法加以解决，其主要原因是因变量是类别变量，不符合线性回归分析对数据连贯性的前提条件。首先，回顾一下标准的线性回归模型的定义形式：

$$\hat{Y} = \alpha + \beta_1 x_1 + \cdots + \beta_m x_m$$

如果对类别变量直接进行拟合，则实质上拟合的是情况发生概率，参照前面线性回归模型，可以建立如下形式的回归预测模型：

$$\hat{P} = \alpha + \beta_1 x_1 + \cdots + \beta_m x_m$$

统计领域的专家们考虑到最小二乘算法拟合时遇到的种种问题，对算法进行了改进，最终提出了带加权的最小二乘算法来对该模型进行拟合，至今还经常被使用。

使用加权最小二乘法能够对模型进行估计，以下两个问题使这种分析方法难以实现。

（1）取值的区间问题：上述模型的取值范围，或者说应用上述模型进行预测的范围为整个实数的集合（$-\infty$，$+\infty$），而模型的左面的值的范围为 $0 \leqslant P \leqslant 1$，两者并不符合。模型本身不能确保自变量在各种组合情况下，因变量的估值仍被限制在［0，1］内。从数理学统计的角度讲，这种模型显然是极不严格的。

（2）曲线关联：根据大量的观察，变量 P 与自变量的关系通常不是直线的线性关系，而是 S 形曲线的线性关系。很显然，线性关联关系是线性回归中的一个关键的前提条件，而很明显在上述模型中这一假设是无法得到满足的。

19世纪70年代，*Cox*被用于人口统计领域的Logit变换，成功地解决了上述的问题。Logit变换是把发生某种结果的概率与不发生的概率之比定义为比数（*odds*），即 $Odds=\frac{\pi}{1-\pi}$，再对其取对数 $\lambda=\ln(Odds)=\ln\frac{\pi}{1-\pi}$。用Logit变换解决上述两个问题可以分成两个步骤。一是，因变量取值区间会产生变化，概率是以1/2为对称点的，分布在［0，1］范围内，而相应的Logit(P）大小是：

$$\pi=0 \qquad \text{Logit}(\pi)=\ln(0/1)=-\infty$$

$$\pi=0.5 \qquad \text{Logit}(\pi)=\ln(0.5/0.5)=0$$

$$\pi=1 \qquad \text{Logit}(\pi)=\ln(1/0)=+\infty$$

很明显，通过变换后的Logit(*π*）所取值的区间被扩展到以0为对称点的全部实数空间范围，这使在任意自变量取值情况下，对值的预测均有实际的意义。二是，大量应用证明，Logit(*π*）的自变量往往呈现出线性的相关特性。也就是概率和自变量间的关系S形曲线符合Logit(*π*）关系函数，从而可以通过该变换将曲线线性关系变为直线线性关系。因此，只需要以Logit(*π*）作为因变量，建立包含*P*个自变量的逻辑回归模型即可：

$$\text{Logit}(P)=\beta_0+\beta_1x_1+\cdots+\beta_px_p$$

以上是Logistic回归模型的公式，由上式可以推导出：

$$P=\frac{\exp(\beta_0+\beta_1x_1+\cdots+\beta_px_p)}{1+\exp(\beta_0+\beta_1x_1+\cdots+\beta_px_p)}$$

$$1-P=\frac{1}{1+\exp(\beta_0+\beta_1x_1+\cdots+\beta_px_p)}$$

上面三个方程是相互等价的。通过大量的分析表明逻辑回归模型能够很好地满足对分类预测数据的模型构建需求。所以，当前它已经成为变量分类的标准的建模手段。

3.1.4　卡方检验法

在一些统计分析过程中，一般提前假设样本的总体分布服从正态分布，然后再对其均值或方差进行检验，但某个随机型变量是否服从某种特定的分布是需要进行检验的。卡方检验（Chi－square test）是一种用来检验特定样本数据是否来自特定分布的一种统计学检验方法。其主要思想是解决理论频数与实际频数之间的吻合程度与拟合的优度问题。

检验的过程，通常是先根据以往的经验或实际观察到的测量数据的分布，估计总体是否会服从于某个分布函数，设为 $F(x)$，然后再检验该样本数据总体是否就是 $F(x)$ 的分布函数。

1. χ^2 检验的公式

χ^2 是表示实际测量的次数与理论次数（即期望次数）之间差异化程度的指标，其基本数学表示是实测次数与期望次数之差的平方与期望次数的比率。χ^2 检验就是检验实测次数与期望次数是否一致的统计法，其基本公式如下：

$$\chi = \sum \frac{(f_0 - f_e)^2}{f_e}$$

其中 f_0 表示实际观察次数，f_e 表示某理论次数。要求：$f_e \geq 5$。

2. 配合度检验

配合度检验主要用于查看单一变量的实际观察次数的分布与某理论次数彼此是否有所差别。由于它所检验的内容仅涉及一个因素多项分类的计数，也可以说是一种单个因素检验（one-way test）。

（1）假设的建立。

$$H_0: f_0 = f_e$$

$$H_a: f_0 = f_e$$

在 χ^2 检验中，理论（或期望）次数的确定就取决于这种比例的假设。

χ^2 的临界值是在 H_0 成立的条件下得到的理论的分布，并由 χ^2 公式来计算的。若实际所计算出的 χ^2 值大于理论所计算的临界值 $\chi^2_{(df)0.05}$，即 $\chi^2 > \chi^2_{(df)0.05}$ 则说在 $\alpha = 0.05$ 的显著性水平上拒绝 H_0。

（2）自由度确定的原则。自由度确定的原则一般是：以相互独立的类型数 k（或 C）减掉所受的限制数 M，即：

$$df = k - M$$

在各种适合性的检验中，如果理论次数只会受其和的限制，即受 $\sum f_0 = \sum f_e$ 的限制，则自由度为：

$$df = k - 1$$

在样本服从正态分布的适合性的检验中，除去所受 $\sum f_0 = \sum f_e$ 的限制以外，还受分布理论的平均数及标准差这两个参数的制约，即受到三个条件限制，其自由度是：

$$df = k - 3$$

（3）理论次数的计算规则。一是数据分布有其理论概率为依据，这时的理论次数（f_e）等于总次数乘以某种属性出现的概率（p），即

$$f_e = Np$$

理论次数的计算，一般是根据某种理论，按一定的概率通过样本即实际观察次数计算。

3.2　医疗数据挖掘的主要软件和工具

3.2.1　WEKA

WEKA 的是怀卡托（Waikato）智慧分析环境，由新西兰的开发人员所研发，其系统开发语言是 Java，几乎可以在所有的系统平台上运行。WEKA 提供了一个统一界面，可结合预处理技术，将许多不同的学习算法用于任何所给的数据集，并评估不同学习方法的实验结果。WEKA 分析平台还集成了最新的机器学习模型和数据操作工具，常用机器学习的算法几乎都涵盖其中。WEKA 的目标是使得用户用现有的处理技术能对新数据集进行数据分析和处理。WEKA 为数据分析挖掘实验的全过程，从数据准备、特征选择、模型学习，到数据可视，再到结果评估提供了完整的支持。

如图 3－1 所示，除了个性化的学习算法以外，WEKA 还提供大量适合多种应用实践的预处理工具和技术。用户通过一个可视化界面就可以获得各类数据分析工具包，比较不同的学习算法的效果，找到能够解决当前数据分析与挖掘问题的效果最好的模型方法。所有模型与算法对所要数据输入的要求有统一的格式，其形式必须为 ARFF 的，并要求按照单一的关系的形式输入。它的数据输入方式可以从文件中直接读取，也可以连接关系数据库通过查询获得。用户可在 WEKA 可视化界面菜单中选择一种需要的机器学习方法。绝大部分已经实现的方法带有的参数可以按照用户的需求进行配置，这些参数可通过列表属性进行修改，也可通过对象编辑器进行修改。WEKA 中的机器学习的模型又叫作分类器，所有分类器性能的评估由一个通用评估模块来进行衡量。医疗数据挖掘实验通常会应用其中

多种不同的分类器，再使用评估器根据它们的性能指标来选择其中一种最优的预测模型，非常方便。WEKA 的主要特点总结如下：

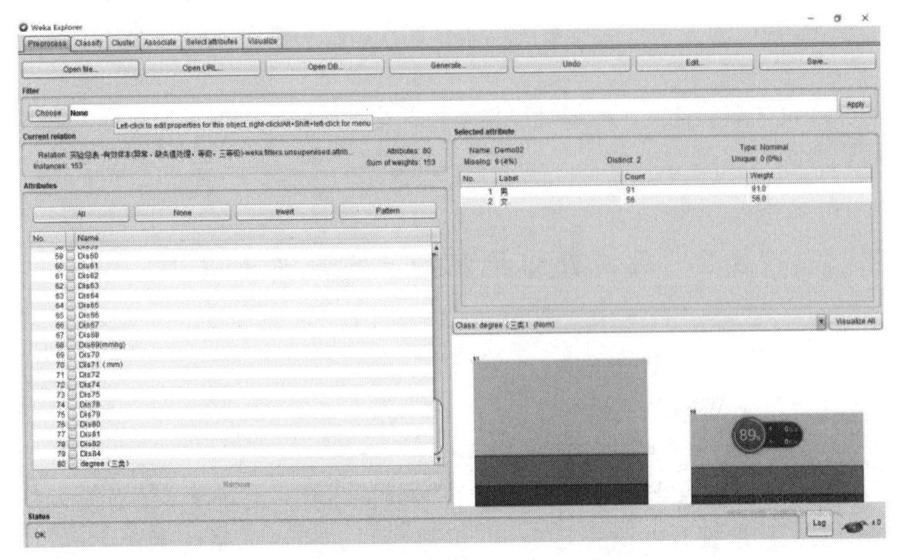

图 3－1　WEKA 软件主界面

（1）WEKA 提供了一个一致性的接口，能将多个不同的学习算法应用到任何给定的数据集中，结合预处理方法，并评估由不同的学习模型所获得的结果。WEKA 平台经过不断的功能改进，整合了最先进的机器学习算法和数据处理工具。

（2）WEKA 不但包括多种多样的学习模型和算法，还提供许多数据预处理的工具，这些预处理工具可用范围很广泛。用户可通过一个统一界面获得各类处理工具包，从而对不同的学习模型和算法进行比较，找到解决当前问题的最有效途径。

（3）WEKA 对于数据的输入形式要求必须是 ARFF 的，要以单一的关系的形式来输入，可以从文件导入数据或者从关系数据库中查询导入数据。

3.2.2　SPSS

SPSS（Statistical Product and Service Solutions）是一种利用计算机进行数据统计处理的综合应用软件工具。SPSS 统计软件主界面如图 3－2 所示，可以满足多种统计需求，在很多科学研究领域都有广泛的应用，不仅在科研领域应用广泛，在金融、教育、医疗、通信、商务等领域也使用广泛。SPSS统计分析工具的主要特点如下：

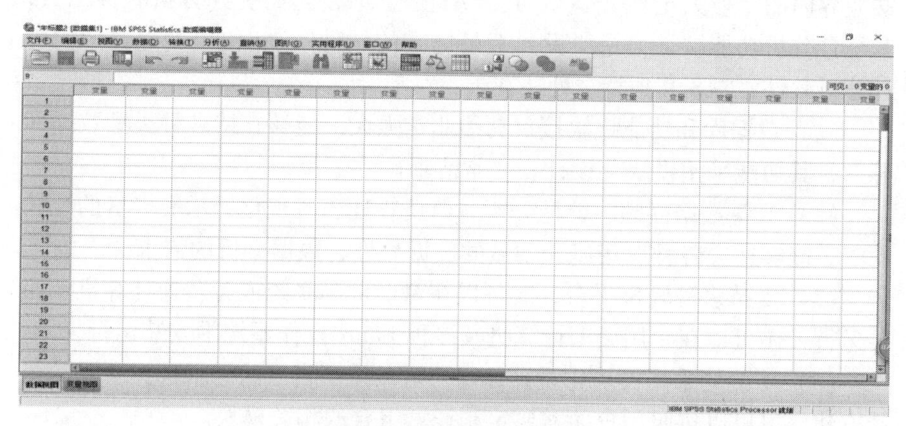

图3-2　SPSS软件主界面

（1）SPSS软件中包含了有关数学统计、数据处理等各种科学领域的多种方法，集数据录入、统计分析、数据存储、图形描绘、表格制作于一体，满足用户对于数据统计的完整需求。

（2）SPSS的工具性能良好。理论上，在计算机存储空间和内存充足的情况下，其数据处理能力没有上限要求。

（3）SPSS所支持的各种统计学方法非常丰富，不仅包括传统经典的分析方法，比如回归分析、t检验、方差分析、相关分析、卡方检验、集中量数、非参数检验、差异量数等，还包括当前最新的一些统计分析方法，如主成分、聚类、因子、判别等。

（4）SPSS的可视化界面非常友好，并易于使用。用软件能够基于统计分析结果形成正态分布直方图、折线图等各种图表。只需要有基本的数理统计的基础知识，就可以对分析结果进行分析与解释。

3.2.3　SAS

SAS是美国软件研究所开发的一套应用集成软件系统，其在科研领域、医学领域、教育领域、金融领域等都有极其重要的地位。它的主要功能包括但不限于数据的管理、数据的存取、数据的分析、数据的展示、项目的管理、统计推理、报告编制、对性能评估、应用开发等。其产品的统计分析系统部分，数据的分析能力非常强大，不仅包含丰富的统计学方法，还有运筹学方法、计量经济学方法，以及机器学习预测方法。因此，被业界内的专业人士所普遍认可。SAS 是全球领先的统计分析软件工具，其统计分析功能被誉为是“世界上最标准的软件”。相比于其他类似的统计分析软件，SAS 其独特之处还在于：

（1）数据库和功能模块接口功能非常强大，能够支持多种类型数据库导入，其功能采用模块化设计，非常清晰。

（2）具备数据存储、统计分析、数据管理、可视化展示等丰富的统计功能，能够适应各种应用研究领域的数据处理、数据分析的需求。

（3）支持多种硬件平台，既可以在 Windows 系统或者普通计算机上安装运行，还可以在专用微型计算机及多种 Linux 操作系统中安装运行。

（4）功能均采用模块化设计，用户可以按照自己的需求选择所需的统计方法，也可以按照用户的需要定制任意组合的相关模块。

3.3 基于心脏病数据的医疗统计分析与挖掘

在本章中，主要运用统计学的三种分析方法：主成分分析方法、方差分析方法、Logistic 回归分析方法对获取到的数据进行分析，比较各种分析方法的结果，得到影响心脏病发生的主要因素，为模型构建提供特征选择的依据。

3.3.1 主成分分析

主成分分析是针对多个变量之间的互相关系，采用降维思想，将多个属性特征变量简化为较少的几个彼此独立的变量特征的一种分析统计方法。主成分分析的步骤是：首先，利用各个因素的指标评价来构建参数矩阵；其次求解参数矩阵的对应的特征值；最后，根据给定的信息确定主要的特征向量。在本实验中进行主成分分析的目的就是筛选出能够反映影响心脏疾病的综合指标来代替原始指标，在 SPSS 中的具体操作步骤如下：

（1）首先将原始数据集分类筛选出左室充盈压增高病人的各项指标参数，并将这些数据导入到 SPSS 当中，对应如图 3 – 3 所示。

	年龄	身高	体重kg	体表面积	LA左心房内径	LAVImlm2	肺动脉收缩压mHg	E峰	e二尖瓣cms	e侧壁
1	35	160	67	1.68070	29.0	12.76358	20.0	91	6	15
2	66	165	57	1.58320	30.0	14.13000	34.0	125	4	6
3	59	162	70	1.73130	36.0	28.71635	30.0	76	6	9
4	73	165	60	1.62160	36.0	28.71635	20.0	89	4	7
5	40	172	80	1.92030	33.0	18.80703	25.0	106	9	13
6	58	175	90	2.06660	39.0	31.04361	26.0	78	5	7
7	87	150	41	1.28690	31.0	15.59062	56.0	75	3	5
8	55	170	60	1.65210	35.0	22.43792	27.0	49	10	8
9	54	155	59	1.54780	34.0	20.56909	36.0	79	6	9
10	57	157	55	1.50880	26.0	9.19811	28.0	53	7	7
11	32	173	64	1.72160	37.0	26.50840	42.0	61	4	8
12	60	170	74	1.83130	39.0	31.04361	26.0	51	3	4
13	39	154	54	1.47770	26.0	11.48821	29.0	109	10	13
14	62	165	54	1.54480	36.0	28.71635	40.0	47	3	3
15	26	170	70	1.78010	31.0	15.59062	35.0	117	7	9
16	48	159	50	1.45700	34.0	20.56909	48.0	115	3	4
17	69	175	88	2.04100	45.0	47.68875	35.0	55	3	4
18	58	171	84	1.96540	35.0	22.43792	27.0	67	8	10
19	58	166	50	1.49970	30.0	14.13000	34.0	98	8	8
20	58	175	70	1.81060	43.0	41.60866	56.0	113	4	4
21	64	170	80	1.90810	39.0	31.04361	30.0	82	5	10

图3-3 导入SPSS之后的数据

（2）在SPSS软件的菜单中，在界面中选择“分析、降维、因子分析”项，点击执行，结果界面如图3-4所示。

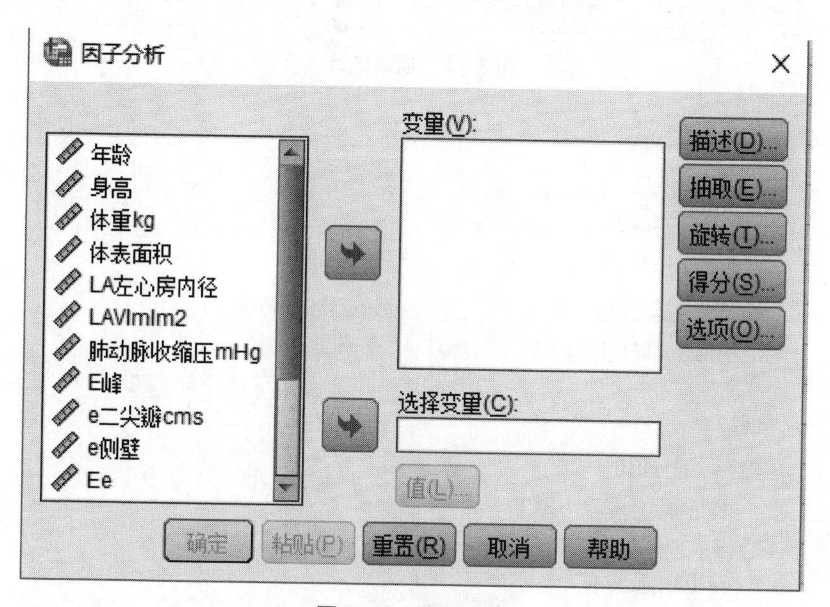

图3-4 因子分析

由于一般情况下所要研究各个参数间都是相互影响，故将所有参数导入变量栏，并在描述框中选择“相关矩阵、系数”“抽取、选择方法”“主成分、矩阵”“相关性矩阵、基于特征值”“得分、保存为变量、回归”，显示因子得分系数矩阵，操作结果如图3-5、图3-6、图3-7所示。

因子分析
因子分析: 描述统计
统计量
单变量描述性(U)
原始分析结果(I)
相关矩阵
系数(C)
逆模型(N)
显著性水平(S)
再生(R)
行列式(D)
反映象(A)
KMO 和 Bartlett 的球形度检验(K)
继续
取消
帮助
变量(V):
e二尖瓣cms
e侧壁
Ee
喘憋
高血压
糖尿病
血脂
选择变量(C):
值(L)...
描述(D)...
抽取(E)...
旋转(T)...
得分(S)...
选项(O)...
重置(R)
取消
帮助

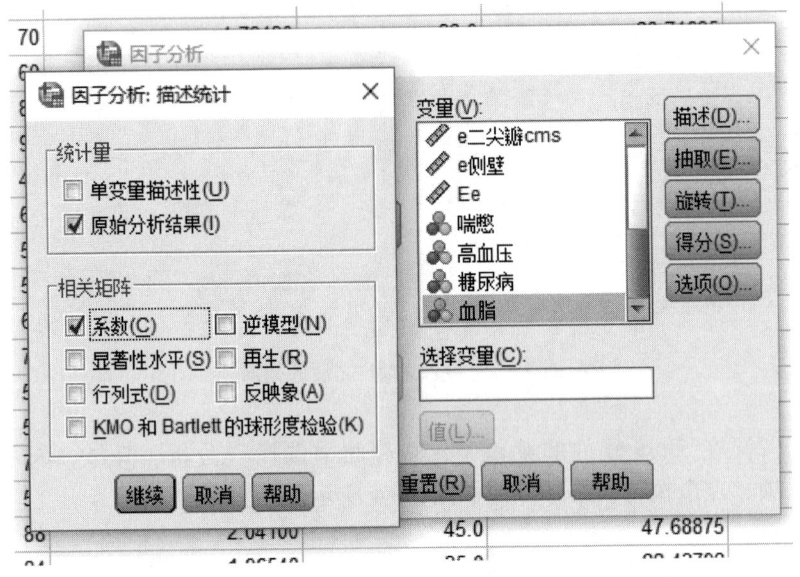

图 3-5 描述统计

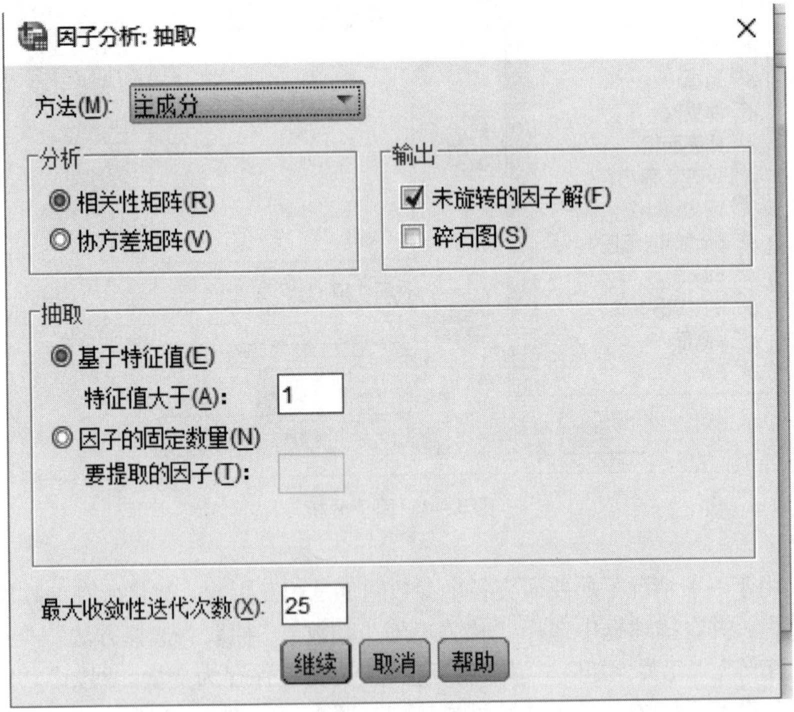

因子分析: 抽取
方法(M): 主成分
分析
相关性矩阵(R)
协方差矩阵(V)
输出
未旋转的因子解(F)
碎石图(S)
抽取
基于特征值(E)
特征值大于(A): 1
因子的固定数量(N)
要提取的因子(T):
最大收敛性迭代次数(X): 25
继续
取消
帮助

图 3-6 抽取

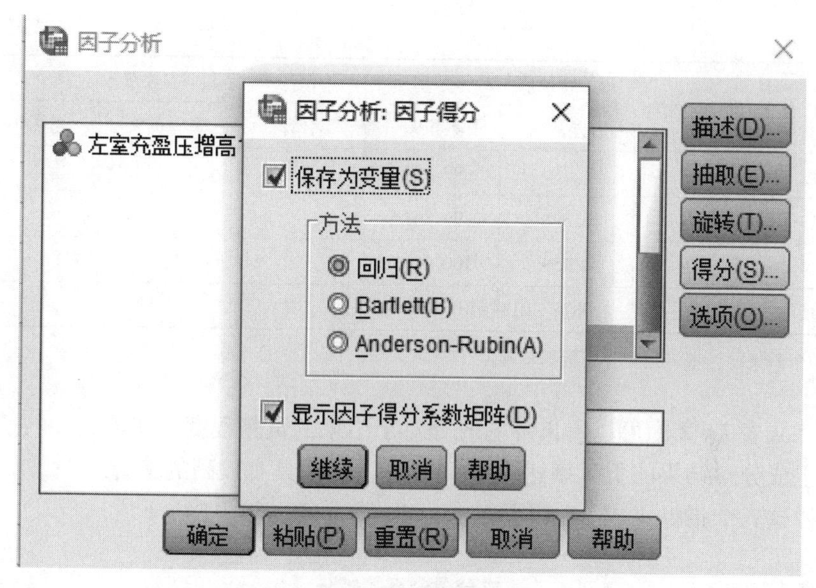

图3-7 因子得分

经过分析操作，得到的结果如表3-1所示。

表3-1 用于解释的总方差

主成分	初始特征值			提取平方和载入		
	合计	方差的%	累积%	合计	方差的%	累积%
1	4.120	27.468	27.468	4.120	27.468	27.468
2	2.790	18.598	46.066	2.790	18.598	46.066
3	1.687	11.249	57.314	1.687	11.249	57.314
4	1.209	8.062	65.376	1.209	8.062	65.376
5	1.044	6.960	72.336	1.044	6.960	72.336
6	0.832	5.546	77.882			
7	0.725	4.836	82.718			
8	0.678	4.518	87.236			
9	0.584	3.893	91.129			
10	0.538	3.586	94.716			
11	0.442	2.948	97.664			

续表

主成分	初始特征值			提取平方和载入		
	合计	方差的%	累积%	合计	方差的%	累积%
12	0.267	1.780	99.444			
13	0.060	0.398	99.841			
14	0.024	0.159	100.000			
15	-1.006E-013	-1.037E-013	100.000			

资料来源：笔者根据分析数据整理。

从表3-2中可以看出各主成分对于结果的贡献程度，在该表中的前5个主成分对结果的贡献率达到72.336%，已经具有较高的综合水平，所以选择这五个指标主成分，并依次表示为F1，F2，F3，F4，F5。

表3-2　　　　成分得分系数矩阵

指标	成分				
	1	2	3	4	5
年龄	0.094	-0.206	-0.155	0.015	0.043
身高	0.054	0.241	-0.147	-0.029	0.105
体重 kg	0.134	0.262	-0.082	0.032	0.054
体表面积	0.128	0.282	-0.105	0.021	0.070
LA 左心房内径	0.206	0.062	0.049	0.191	-0.012
LAVImlm2	0.202	0.065	0.069	0.185	-0.028
肺动脉收缩压 mHg	0.085	-0.068	0.290	0.209	0.088
E 峰	0.014	0.053	0.537	-0.060	0.064
e 二尖瓣 cms	-0.142	0.187	0.214	-0.064	0.080
e 侧壁	-0.158	0.181	0.179	-0.104	0.036
Ee	0.162	-0.139	0.260	0.068	0.016
喘憋	-0.031	-0.063	-0.046	0.003	0.875
高血压	-0.127	0.054	-0.011	0.255	-0.129
糖尿病	-0.089	0.010	-0.048	0.574	0.277
血脂	-0.099	0.019	-0.005	0.540	-0.238

资料来源：笔者根据统计数据整理。

此矩阵为成分得分系数矩阵，主要成分解析表达式为：

$$F1 = 0.094X1 + 0.054X2 + 0.134X3 + 0.128X4 + 0.206X5 + 0.202X6 + 0.085X7 + 0.014X8 - 0.142X9 - 0.158X10 + 0.162X11 - 0.031X12 - 0.127X13 - 0.089X14 - 0.099X15$$

同理可得 F2 = …，F3，F4，F5 的系数矩阵。通过分析各得分情况可以看出来：

✧ F1 主成分主要是与左心房内径以及 LAVI 有关联，可以解释为心房大小；

✧ F2 主成分主要是与年龄，身高，体重，体表面积，可以解释为身体外在条件；

✧ F3 主成分主要与 E 峰，E/e′，e 二尖瓣和肺动脉收缩压有关系，可以解释为身体内在条件；

✧ F4 主成分主要与是否得糖尿病和血脂异常有关系；

✧ F5 主成分主要与是否喘憋有关系，可以将 F4 和 F5 一起解释为身体是否有相关病史。

由此，可以通过主成分的分析总结出与影响心脏疾病的主要影响因素，外在因素是年龄，身高，体重，体表面积，内在因素是 E 峰，E/e′，e 二尖瓣和肺动脉收缩压，心房大小（左心房内径，LAVI），病史因素包括，是否有高血压，是否有喘憋、是否有糖尿病，是否有高血脂。

3.3.2　方差分析与卡方检验

方差分析的基本方法，首先是将总变异中的离均差的平方和 SS 及其自由度 v 分解成相应的几个部分；然后分别求各分解部分的变异。再比较各部分的变异与组内变异情况，得出统计量结果 F 值；最后根据 F 值的大小确定 P 值结果，做出统计推断。

应用方差分析的具体过程如下：首先，将全部的数据分组，将正常组作为 A 组（对照组），将患病组作为 B 组（实验组）。将各组数据导入到数据集中。

如图 3－8 所示，在菜单中选择“分析、比较均值、单因素 ANOVA”，将实验分组，作为因子进行导入，将所要研究的指标作为因变量。

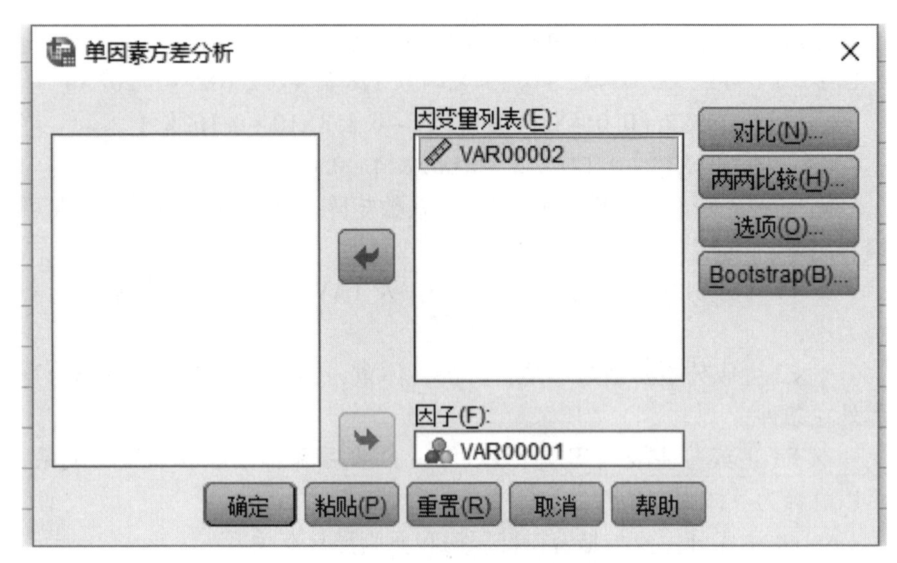

图 3－8　单因素方差分析

两两比较、R－E－G－W－Q（Q），选择 Tukey，Dunnett's T3（3），“选项、描述性”，进行方差同质性的检验，过程如图 3－9 所示。

a. 单因素两两比较

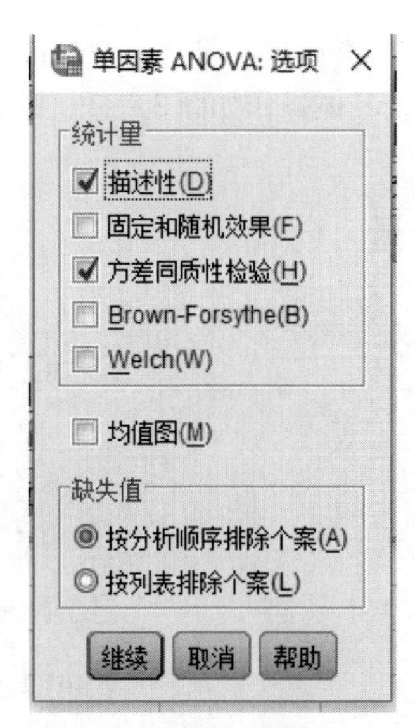

b. 方差分析的选项

图3－9　方差同质性检验的过程

对于像性别，高血压这样的数据，采用卡方检验的方法来分析检验，其所需要的操作为：依次选择“分析、描述统计、交叉表”，如图3－10所示。

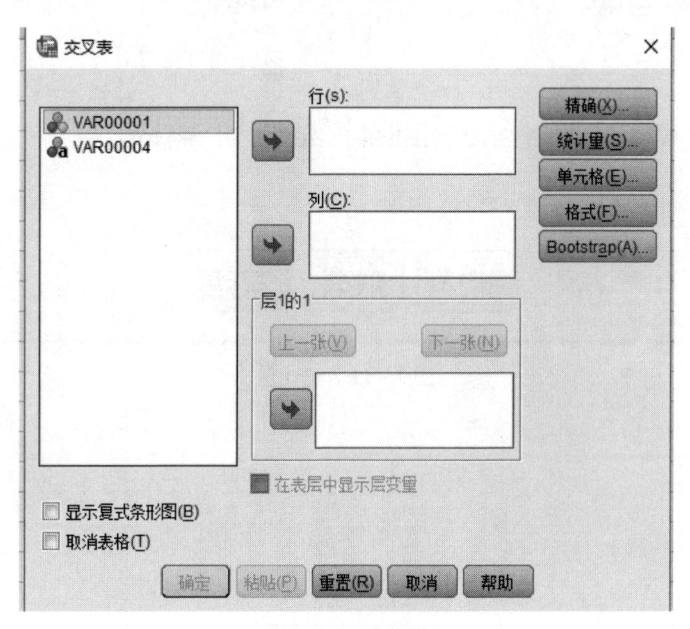

图3－10　交叉表

依次在菜单中选择“统计量、卡方、Phi 和 Cramer 变量”，再选择“单元格、观察值、行”，具体操作如图 3－11、图 3－12 所示。

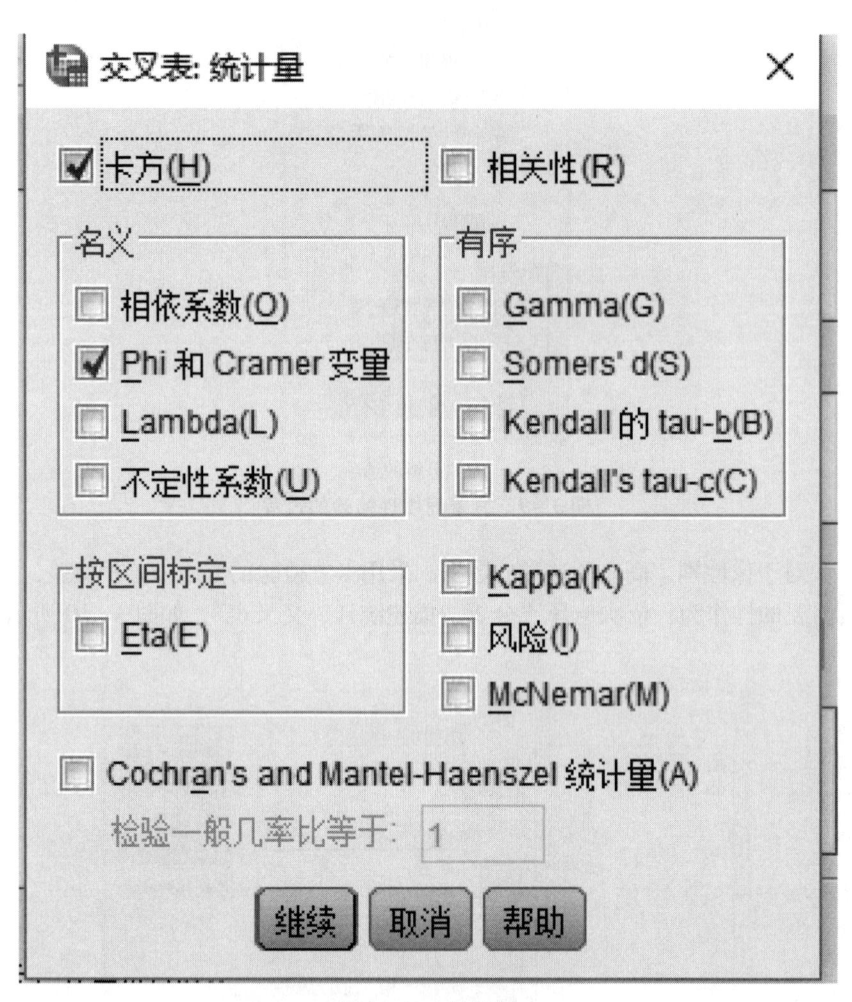

图 3－11　统计量

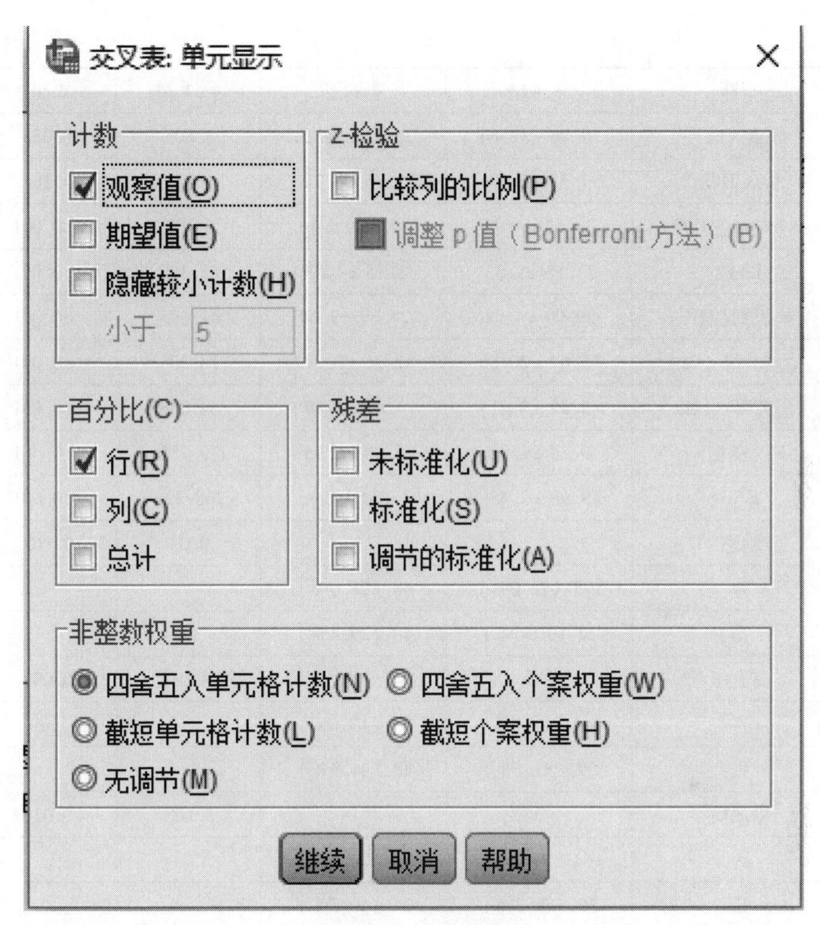

图3-12　单元显示

方差分析的结果如表3-3所示。

表3-3　方差分析结果

指标	正常组	患病组	χ^2/F 值	P 值
性别			0.166	0.683
男	110（72.8%）	41（27.2%）		
女	89（70.6%）	37（29.4%）		
年龄	55.00 ± 13.29	61.57 ± 12.73	14.023	<0.001
身高	166.24 ± 7.42	164.70 ± 7.45	2.408	0.122

续表

指标	正常组	患病组	χ^2/F 值	P 值
体重（kg）	64.46 ±12.84	70.98 ±15.13	3.805	0.052
体表面积	1.72 ±0.19	1.76 ±0.22	1.777	0.184
LA（左心房内径）	33.84 ±4.95	39.98 ±5.16	84.04	<0.001
LAVI	21.58 ±9.33	35.15 ±14.39	85.399	<0.001
肺动脉收缩压	29.00 ±4.92	24.67 ±9.64	41.495	<0.001
E 峰	75.67 ±20.86	87.71 ±20.77	18.208	<0.001
e′（二尖瓣）（cm/s）	6.45 ±2.21	4.47 ±1.40	54.038	<0.001
e′（侧壁）	9.28 ±2.92	6.08 ±1.93	79.738	<0.001
E/e′	9.98 ±2.45	17.31 ±4.95	268.326	<0.001
喘憋			0.03	0.862
否	175（72.0%）	68（28.0%）		
是	24（70.6%）	10（29.4%）		
高血压			24.039	0.002
否	140（82.4%）	30（17.6%）		
是	59（55.1%）	48（44.9%）		
糖尿病			5.808	0.016
否	164（75.2%）	54（24.8%）		
是	35（59.3%）	24（40.7%）		
血脂			13.315	<0.001
否	178（76.1%）	56（23.9%）		
是	21（48.8%）	22（51.2%）		

资料来源：笔者根据统计数据整理。

在表 3-3 中，为将所有变量统计后汇合到一起进行对比分析，其中年龄、身高、体重、体表面积、左心房内径、LAVI、肺动脉收缩压、E 峰、e（二尖瓣）、e（侧壁）、E/e′采用的统计方法为 T 检验。性别、喘憋、高血压、糖尿病、血脂之类的指标，采用卡方检验的方法。计量的资料运用均值 ± 标准差的方式表示，计数的资料运用例数（百分率）方式表示，组间比较采用 χ^2 检验或方差检验。

通过方差检验，可以得出以下的结论：

（1）对心脏病发生具有显著影响的指标是年龄、左心房内径、LAVI、肺动脉收缩压、E峰、二尖瓣、侧壁、E/e′、是否有糖尿病、是否有高血压、是否有血脂异常。

（2）可以看出正常组与患病组的平均参数以及标准差的对比情况，可得出各个指标的正常范围。

（3）χ^2/F值为T检验或者卡方检验的统计量结果，根据统计量表能够查到此F值在对应自由度的情况下的P值。

3.3.3 回归分析

在SPSS中应用回归分析对医疗数据进行挖掘过程如图3－13所示。

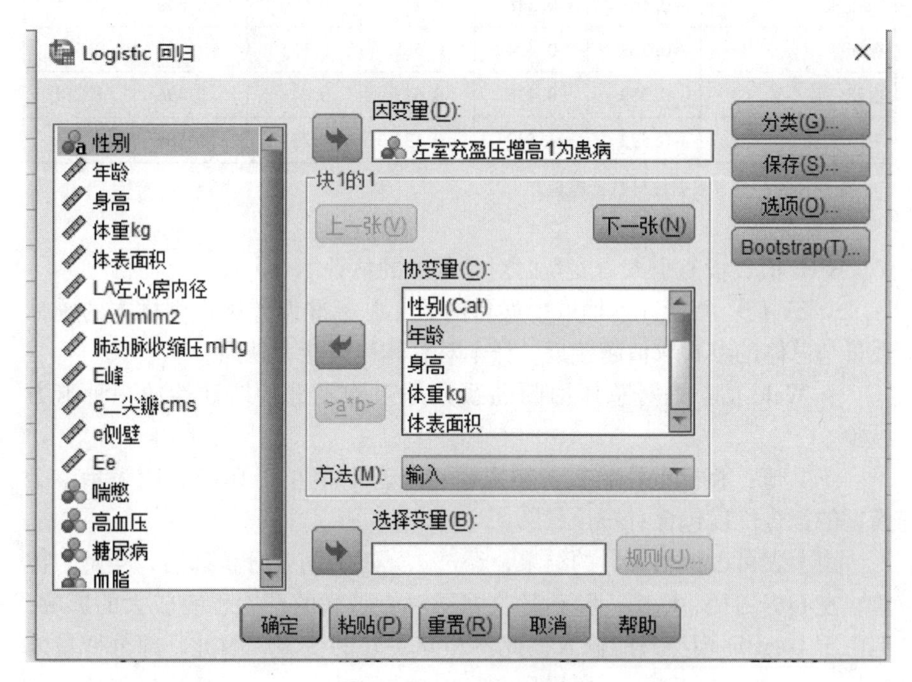

图3－13 Logistic回归

首先将数据进行导入，而后选择“分析、回归、二元Logistic”，将各个变量全都引入，用Enter将所有的变量一次纳入方程中，其他方法都是逐步进入的（见表3－4）。

表 3－4 相关因素的 Logistic 回归分析

指标	β	标准误	Wald 值	P 值	95%可信区间	
					下限	上限
性别	0.115	0.480	0.058	0.810	－0.826	1.056
年龄	0.064	0.015	16.976	<0.001	0.033	0.094
身高	－0.059	0.036	2.709	0.100	－0.128	0.011
体重（kg）	0.039	0.018	4.545	0.033	0.003	0.075
LA（左心房内径）	0.128	0.041	9.915	0.002	0.048	0.208
肺动脉收缩压 mHg	0.121	0.030	15.692	<0.001	0.061	0.180
E 峰	－0.027	0.009	9.984	0.002	－0.044	－0.010
@10 喘憋	0.593	1.011	0.344	0.558	－1.389	2.575
高血压	－0.168	0.348	0.233	0.629	－0.850	0.514
糖尿病	－0.263	0.424	0.385	0.535	－1.093	0.568
血脂	0.359	0.436	0.677	0.411	－0.496	1.214
下肢水肿	－0.592	1.620	0.133	0.715	－3.768	2.584

资料来源：笔者根据统计数据整理。

✧ B 值：没有引入自变量时对常数项的估计。

✧ SE 值：衡量样本抽取中误差的大小。标准误差越小则样本的统计数量与总体的参数取值越接近，样本对总体代表能力越强。

✧ Wald 值：是对总体回归的系数是否为零进行统计性的一种卡方检验。

✧ P 值：将模型外的变量纳入模型，若 P 值小于 0.05，则表示整个模型的拟合优度包含有统计意义。

由上表可以得出统计的结果，经过二元逻辑回归分析以后，年龄，体重，左心房内径、E 峰、肺动脉收缩压对心脏病的产生也有较大的影响，但由于 Logistic 模型只能输入彼此不相互关联的变量。因此，部分变量未分析。

3.3.4 总结与比较

（1）主成分分析对特征进行了降维处理，由系统生成并选择了 5 个主成分，对这5个主成分进行了初步解释，得到影响心脏病发的三个主要影响因素（外在影响条件，内在影响条件，是否有相关其他病史）。

（2）方差分析中运用到了t检验和卡方检验方法，对不论是性别类型的二分类数据还是身高体重类型的数值型数据进行了处理，得出医疗数据中主要影响因素为年龄、LAVI、左心房内径、肺动脉收缩压e（二尖瓣）、E峰、e（侧壁）、E/e′、是否有糖尿病、是否有高血压、是否有血脂异常。

（3）Logistic回归分析的过程通过统计分析结果的P值，分析每项指标对心脏病是否有显著性，得到有显著性的影响指标为年龄，体重，左心房内径，肺动脉收缩压、E峰。

通过以上的分析，最终从88项特征指标中发现年龄、左心房内径、肺动脉收缩压、LAVI、E峰e（二尖瓣）、e（侧壁）、E/e′、是否有高血压、是否有糖尿病、是否有血脂异常11项特征指标为心脏病主要的影响因素。

3.4　本章小结

在本章节主要介绍了基于统计方法的医疗数据分析与挖掘的方法，包括统计分析的模型与方法、主要的软件和工具、最后介绍基于心脏病的医疗统计分析与挖掘方法的实验过程，分别用主成分分析法、方差分析法和Logistic回归分析法进行心脏病数据的分析与挖掘，最终发现年龄、左心房内径、LAVI、肺动脉收缩压、E峰、e（二尖瓣）、E/e′、e（侧壁）、是否有高血压、是否有糖尿病、是否有血脂异常11项是心脏病发病的主要影响因素。

第 4 章

基于 BP 神经网络模型的医疗分类预测

4.1 神 经 网 络

4.1.1 神经网络模型

有关神经网络方面的研究开始于20世纪40年代，神经网络的定义比较多，普遍认可的描述是：一个由具有适应性的节点单元所组成的并行网络，可以对生物的神经结构进行模拟，并对现实世界的对象做出交互反应。其名字源于人类大脑中的神经结构组成，人的神经结构主要是由脑神经元和身体中的神经细胞组成的。与其相类似，神经网络则是一系列的神经元节点所组成，各节点之间彼此连接，接收处理所输入的数据，节点之间的联结经过一系列的加权处理（权重取决于从训练数据中学习、总结出的使用函数）。一组神经元的激活和权重（从数据中自适应的学习）可以提供给其他的神经元，其中最终的输出神经元节点的激活就是预测。

神经网络的算法执行过程如下：首先，将输入提供给输入层的神经元节点；其次，在每层将信号向前传，直到产生了输出层的结果为止；再次，计算输出层节点的误差值，再将误差逆向传播到各个隐层的神经元节点；最后，根据隐层神经元的误差值来对连接权阈值进行调整；该执行过程迭代循环，直到某些停止条件达到为止。目前神经网络模型的种类丰富，有近50多种。典型的神经网络模型如果根据神经网络的连接方式来分可分为三种形式：前向的神经网络、反馈的神经网络和自组织的神经网络。其他改进类型的神经网络也很多形式：多层前向传播的神经网络（BPO网络）、反向传播的神经网络（BP网络）和双向联想记忆的神经网络（BAM网络）等，下面介绍几种具有代表性的神经网络模型。

1. 前馈型神经网络

前馈型神经网络（Feed Forward，FF）的特点是模型中的所有节点都完全连接，激活从输入层顺流到输出层，整个过程没有回环，且在输入层和输出层之间存在着一层隐藏层（见图4－1）。

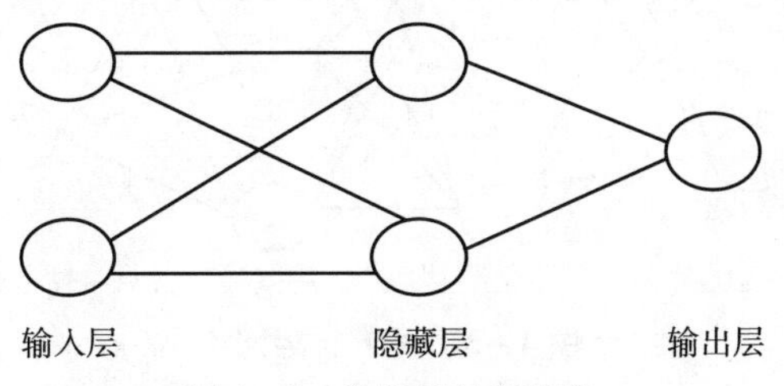

图4－1 前馈型神经网络

2. 径向基函数神经网络

径向基函数神经网络（Radial Basis Function，RBF）实际上是一种径向基函数的FF前馈型的神经网络。它与前馈型的神经网络的区别在于它的函数逻辑被用来得到是或否问题，因此不能用于连续型变量，而径向基函数能更适用于函数的拟合和控制（见图4－2）。

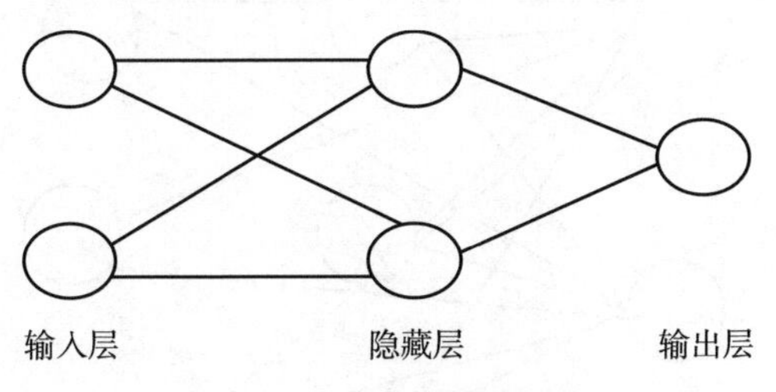

图4－2 RBF神经网络

3. 深度前馈神经网络

深度前馈神经网络（Deep Feed Forward，DFF）也是属于前馈型神经网络，但其模型中有不止包含一个隐含的层。它的特殊性在于之前人们在训练传统的前馈型神经网络时，只往上一层传递了很少的误差信息，由于增加更多层次导致模型训练时间的指数增长，使深度前馈神经网络实用性受到了影响。但如图 4 -3 所示的深度前馈神经网络的训练方法能实现前馈型神经网络没有的复杂功能，优化了模型的处理效果。

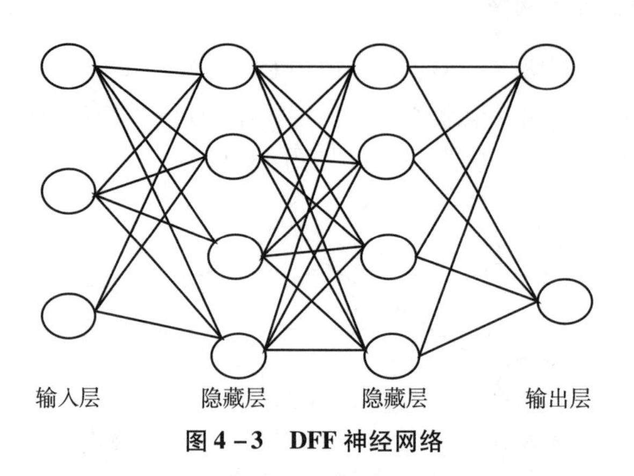

图 4 -3　DFF 神经网络

4. Kohonen 神经网络

Kohonen 神经网络（Kohonen Network，KN）引入了“单元距离”的特征，多数情况下，KN 用于对数据进行分类。这种网络试着调整它们的单元格使其对某种特定的输入做出最可能的反应。当一些单元格更新了，离他们最近的单元格也会更新（见图 4 -4）。

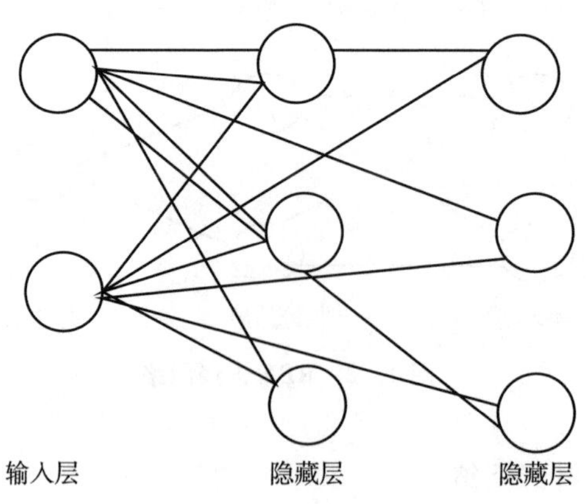

图 4 -4　Kohonen 神经网络

5. 支持向量机

支持向量机（Support Vector Machine，SVM）被用于二分类问题的应用，无论网络中包括的是多少维的特征输入，结果都会得到“是”或“否”的结果。SVM在多个领域的中应用非常广泛，包括人脸识别、笔记识别、文本分类等（见图4－5）。

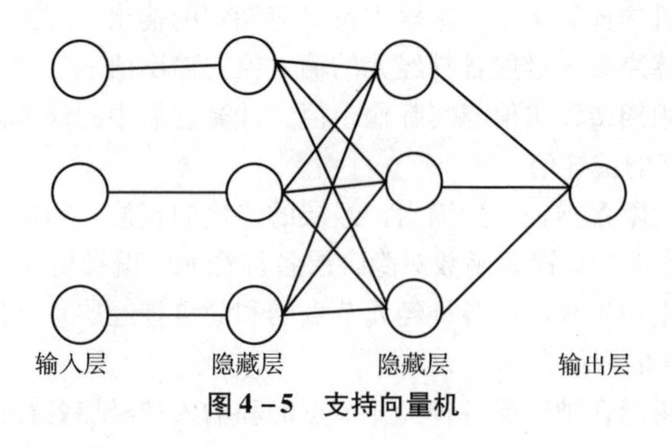

图4－5　支持向量机

6. 霍普菲尔网络

霍普菲尔网络（Hopfield Network，HN）的每个神经元节点都与其他神经元节点相互连接。每个节点在训练前都是输入节点，在训练中都是隐藏节点，训练结束后又成为输出节点。该网络会设定所需要的神经值，然后计算全值。通过这种方法来进行模型训练，训练完成之后权重不再改变（见图4－6）。

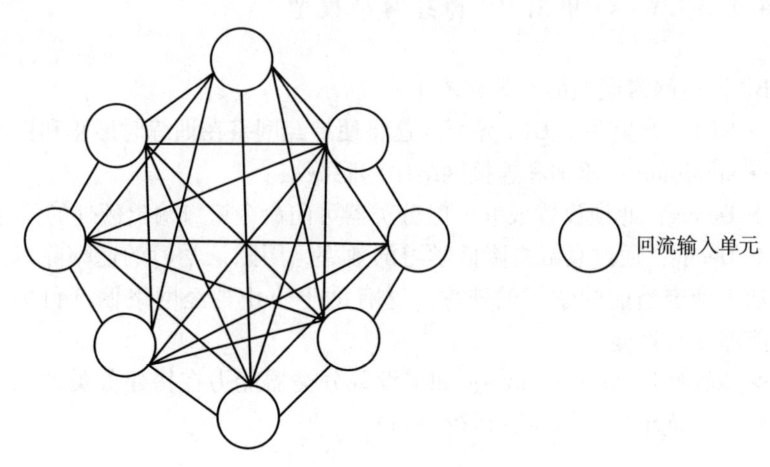

图4－6　霍普菲尔网络

4.1.2 BP 神经网络算法

(1) 网络的初始化过程。给各连接的分别赋一个区间为 [-1, 1] 范围的内的随机数权重，设定其误差的函数为 e，给定计算的精度值和最大学习的次数 M。

(2) 随机选择第 k 个样本输入及对应期望的输出。

(3) 计算隐藏神经层各神经元的输入值与输出值。

(4) 利用期望输出值与实际输出值，计算它们中的误差函数之间输出层的各神经元的偏导值。

(5) 利用隐含神经层到输出神经层的连接的权值、输出神经层的和隐含神经层的输出计算误差函数对隐含层各神经元的偏导值。

(6) 利用输出神经层各神经元节点的和隐含神经层各神经元节点的输出来修正连接的权值。

(7) 利用隐含神经层各神经元节点的和输入神经层各神经元的输入值修正连接权值。

(8) 计算全局误差。

(9) 计算网络误差是否能够满足条件，当误差达到预先设定的精度或学习次数大于所设定的最大次数时，结束算法。否则，选取下一个样本及对应期望的输出，跳转到步骤 (3)，开始进行下一轮的学习过程。

4.1.3 Weka 中的 BP 神经网络模型

BP 神经网络模型的参数如图 4 -7 所示。

✧ GUI：产生一个 GUI 界面。这将使神经网络在训练时停止和更改。

✧ autoBudio：添加和连接网络中的隐藏层。

✧ Debug：此项设置成 true 时分类器可向命令窗口输出额外的信息。

✧ Decay：通过衰减来降低学习的效率，用默认学习的速率除以迭代的次数来确定当前的学习的速率。这有助于防止神经网络偏开目标的输出，能够提升性能。

✧ doNotCheckCapabilities：如果设置分类器能力在构建分类器之前不会被检查（谨慎使用以减少运行时间）。

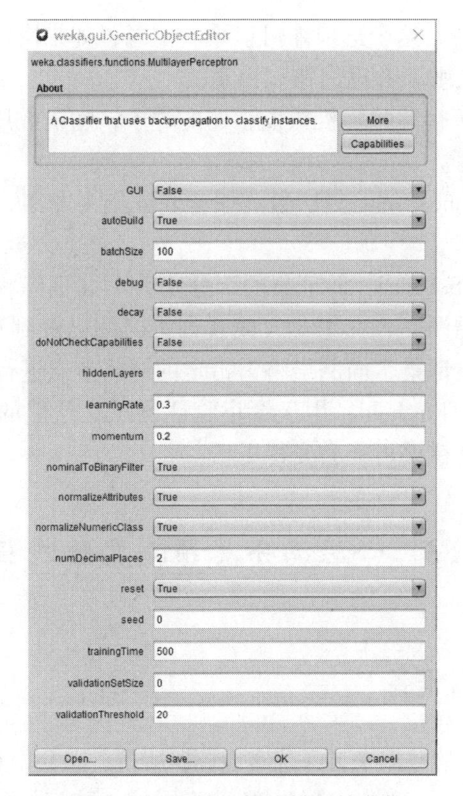

图4－7　BP神经网络模型的参数

✧ hiddenLayers：定义了网络的隐藏神经层，是一个正整数的排序表，每个隐藏神经层的值以标点符号分开，为0是没有隐藏层，该项只有设置了AutoBug时才能被使用。

✧ mominalToBinaryFilter：这将用过滤器对实例进行预处理。如若数据中有标称属性，这将有助于提升性能。

✧ normalizeAttributes：这会使属性变得常态化。这有助于提升网络的性能。这也将正常化标称属性（如果它们在使用时已经通过标称到二进制滤波器，那么它们的标称值在［－1，1］）。

✧ normalizeNumericClass：如果它是数字的，这将使类归一化。这可以有助于提升网络的性能，它将类归化为［－1，1］之间。

✧ numDecimalPlaces：模型中输出数字的小数的位数。

✧ Reset：这将可以使网络用较低的学习速率重置。如若神经网络偏离了正确方向，这将主动地以较低的学习速率重置网络并重新开始训练。

只有没设置 GUI 时，这个选项才可以用。注意，如果网络发散但不允许重置，则训练过程失败，并返回错误消息。

✧ Seed：用于初始化随机数发生器的种子，随机数用于设置节点之间连接的初始的权值。

✧ Training Time：练习的次数。如若验证集为非零，那它可以提早停止网络。

✧ Validation Set Size：验证集的百分比大小（训练将继续进行，直到发现验证集上的错误一直在恶化，或者训练时间已经到达）。如果设置为零，则没有使用验证集，而网络将为指定的时间节点进行训练。

✧ Validation Threshold：用于停止验证测试。这里的值指示在结束训练之前，验证集有错误可能会变得更糟。

4.2 心脏病分类预测实验过程

4.2.1 数据准备

本次实验所有的数据来自医院实地调研所得，总共得到患者就诊总样本有 538 条，有效样本 508 条，涉及 22 种不同的心脏病的类型（见图 4－8、表 4－1 和表 4－2）。

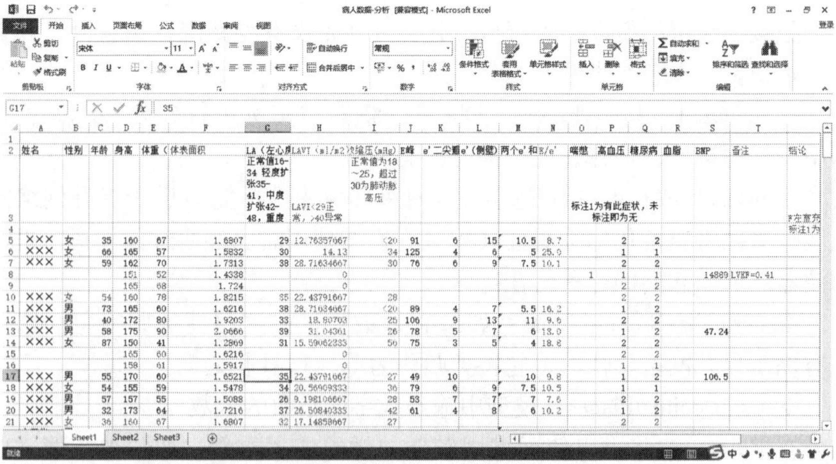

	A	B	C	D	E	F	G	H	I	J	K	L	M	N	O	P	Q	R	S	T	
1																					
2	姓名	性别	年龄	身高	体重（	体表面积	LA（左心房	LAVI（ml/m2	收缩压(mHg)	E峰	e'二尖瓣	e'（侧壁）	两个e'和	E/e'	喘憋	高血压	糖尿病	血脂	BNP	备注	结论
3							正常值16-34 轻度扩张35-41，中度扩张42-48，重度	LAVI<29正常，>40异常	正常值为18~25，超过30为肺动脉高压						标注1为有此症状，未标注即为无						*左室充 标注1为
4																					
5	×××	女	35	160	67	1.6807	29	12.76357067	<20	91	6	15	10.5	8.7		2	2				
6	×××	女	66	165	57	1.5832	30	14.13	34	125	4	6	5	25.0		1	1				
7	×××	女	59	162	70	1.7313	38	28.71634667	30	76	6	9	7.5	10.1		2	2				
8				151	52	1.4338		0							1	1	1		14889	LVEF=0.41	
9				165	68	1.724		0								2	2				
10	×××	女	54	160	78	1.8215	35	22.43791667	28							2	2				
11	×××	男	73	165	60	1.6216	38	28.71634667	<20	89	4	7	5.5	16.2		1	2				
12	×××	男	40	172	80	1.9203	33	18.80703	25	106	9	13	11	9.6		2	2				
13	×××	男	58	175	90	2.0666	39	31.04361	26	78	5	7	6	13.0		1	2		47.24		
14	×××	女	87	150	41	1.2869	31	15.59062333	56	75	3	5	4	18.8		2	2				
15				165	60	1.6216		0								2	2				
16				158	61	1.5917		0								1	1				
17	×××	男	55	170	60	1.6521	35	22.43791667	27	49	10		10	9.8		1	2		106.5		
18	×××	女	54	155	59	1.5478	34	20.56909333	36	79	6	9	7.5	10.5		1	1				
19	×××	男	57	157	55	1.5088	26	9.198106667	28	53	7	7	7	7.6		2	2				
20	×××	男	32	173	64	1.7216	37	26.50840333	42	61	4	8	6	10.2		1	2				
21	×××	女	36	160	67	1.6807	32	17.14858667	27							2	2				

图 4－8 原始数据

表4－1 有效样本统计

样本总数据	需进一步审查的样本数	缺失主要诊断信息样本数	有效样本数
538	28	10	508

注：进一步审查的样本是指报告单中注明建议进一步检查，明确诊断的数据；缺失主要诊断信息的数据是指在报告单中没有明确说明疾病类型的数据；术后样本是病人手术后的数据报告。

表4－2 用于预测的特征属性

特征向量	属性数量	属性描述
人口统计学信息	2	性别
	8	年龄段组（0，1～5岁，6～12岁，13～18岁，19～34岁，35～49岁，50～65岁，65岁以上）
诊断结论信息	2	主动脉瓣病变（有、无）
	2	二尖瓣病变
	2	左室壁节段性运动不良
	2	心肌病变
	2	先天性心脏病
	2	右心扩大
	2	左房扩大
	2	右心、左房扩大
	2	左心、右房扩大
	2	双房扩大
	2	升主动脉瘤样扩张
	2	矫正型大动脉转位
	2	肺动脉扩张
	2	二尖瓣前叶裂
	2	缺血性心肌病
	2	风湿性心脏病
	2	符合心肌梗死超声的改变
	2	左壁室节段性运动不良
	2	左心扩大
	2	室间隔局部增厚

续表

特征向量	属性数量	属性描述
诊断结论信息	2	瓣膜病
	2	肥厚型非梗阻性心脏病
	2	心尖肥厚型心脏病
	2	符合主动脉瓣及二尖瓣置换术后超声的改变
	2	符合主动脉瓣、二尖瓣置换、三尖瓣形成术后超声的改变
	2	符合房间隔缺损修补及三尖瓣成形术后超声的改变
	2	符合 Bentall 术后超声改变
	2	符合二尖瓣置换术后超声改变
	2	符合三房心矫治 + 无顶冠状静脉窦矫治术后超声的改变
	2	符合原发孔型房间隔缺损修补术及二尖瓣成形术后超声心动图的表现
	2	符合房间隔、室间隔缺损修补术后超声心动图的改变
	2	符合房间隔缺损修补术后超声的改变
	2	心尖部肥厚型心脏病
	2	符合房、室间隔缺损修补及三尖瓣成形术后超声的改变
严重程度结论信息	6	主动脉瓣狭窄（无，轻度，轻中度，中度，中重度，重度）
	6	主动脉瓣返流
	6	二尖瓣硬化并返流
	6	三尖瓣返流
	6	二尖瓣返流
	6	肺动脉高压
	6	肺动脉瓣返流
	6	二尖瓣前叶脱垂并返流
	6	主动脉瓣硬化并返流
	6	肺动脉瓣狭窄
	6	肺动脉瓣前向血流加速

续表

特征向量	属性数量	属性描述
严重程度结论信息	6	主动脉瓣瓣下狭窄
	6	二尖瓣狭窄
	6	二尖瓣狭窄并返流
	6	肺动脉返流
	6	二尖瓣后叶脱垂并返流
	6	二尖瓣前叶脱垂
	6	左室流出道梗阻
总数	188	

4.2.2 数据预处理

高质量的数据是进行有效挖掘的前提，数据的预处理是数据处理过程不可缺少的步骤；我们对收集到的医疗数据进行了一系列的检查及处理，比如对缺失值进行补充和删除离群值，得到了一个包含84种属性和11种常见心脏病的数据表，如图4-9所示。

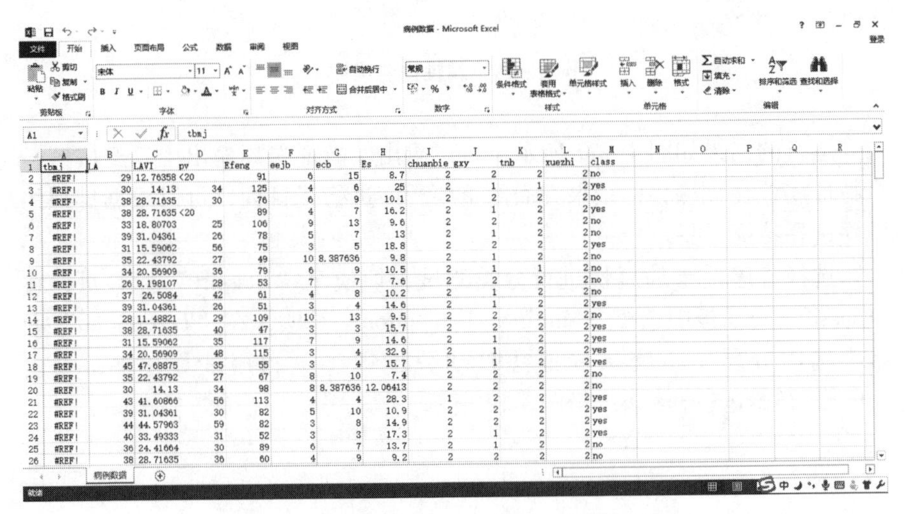

	A	B	C	D	E	F	G	H	I	J	K	L	M
1	tbmj	LA	LAVI	pv	Efeng	eejb	ecb	Es	chuanbie	gxy	tnb	xuezhi	class
2	#REF!	29	12.76358	<20	91	6	15	8.7	2	2	2	2	no
3	#REF!	30	14.13	34	125	4	6	25	2	1	1	2	yes
4	#REF!	38	28.71635	30	76	6	9	10.1	2	2	2	2	no
5	#REF!	38	28.71635	<20	89	4	7	16.2	2	1	2	2	yes
6	#REF!	33	18.80703	25	106	9	13	9.6	2	2	2	2	no
7	#REF!	39	31.04361	26	78	5	7	13	2	1	2	2	no
8	#REF!	31	15.59062	56	75	3	5	18.8	2	2	2	2	yes
9	#REF!	35	22.43792	27	49	10	8.387636	9.8	2	1	2	2	no
10	#REF!	34	20.56909	36	79	6	9	10.5	2	1	1	2	no
11	#REF!	26	9.198107	28	53	7	7	7.6	2	2	2	2	no
12	#REF!	37	26.5084	42	61	4	8	10.2	2	1	2	2	no
13	#REF!	39	31.04361	26	51	3	4	14.6	2	1	2	2	yes
14	#REF!	28	11.48821	29	109	10	13	9.5	2	2	2	2	no
15	#REF!	38	28.71635	40	47	3	3	15.7	2	2	2	2	yes
16	#REF!	31	15.59062	35	117	7	9	14.6	2	1	2	2	yes
17	#REF!	34	20.56909	48	115	3	4	32.9	2	1	2	2	yes
18	#REF!	45	47.68875	35	55	3	4	15.7	2	1	2	2	yes
19	#REF!	35	22.43792	27	67	8	10	7.4	2	2	2	2	no
20	#REF!	30	14.13	34	98	8	8.387636	12.06413	2	2	2	2	no
21	#REF!	43	41.60866	56	113	4	4	28.3	1	2	2	2	yes
22	#REF!	39	31.04361	30	82	5	10	10.9	2	2	2	2	yes
23	#REF!	44	44.57963	59	82	3	8	14.9	2	2	2	2	yes
24	#REF!	40	33.49333	31	52	3	3	17.3	2	1	2	2	yes
25	#REF!	36	24.41664	30	89	6	7	13.7	2	1	2	2	no
26	#REF!	38	28.71635	36	60	4	9	9.2	2	2	2	2	no

图4-9 处理缺失值之后并进行替换后的数据

由于原始数据中的属性太多，本章采取了属性选择的方法来降低维度。维度就是指数据集中属性的数目，降低维度的方法有两种，包括维度归约和属性特征选择。维度归约是指创建新的属性，通过数据的编码或数据的变换，将一些旧属性合并在一起以降低样本数据集的维指标。而特征的选择是仅使用属性的一个子集，即为数据集里最具代表的属性，删除掉多余的或者不相互关联的属性，提高数据的处理计算效率，使模型更容易理解。WEKA 提供了属性自动选择功能，要求必须设立两个对象：属性评估器（attribute evaluator）与搜索器的方法（search method）。

本章首先使用了 InfoGainAttributionEval 评估器和 Ranker 搜索方法对属性进行排名，具体的操作步骤如下图所示：首先加载数据集，然后选择“Select attribute”标签页，在“Attribution Evaluator”面板中选择 InfoGain-AttributeEval，这时会弹出警告窗口，提示：“是否选择 Ranker 按钮”，点击“确认”即可，如图 4－10 所示。

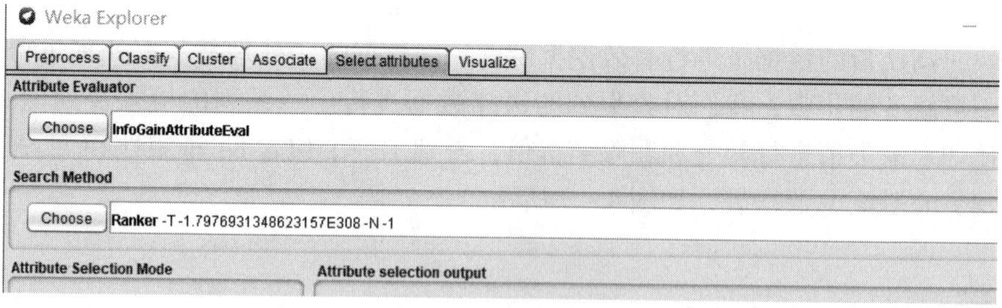

图 4－10　属性排名操作

运行的结果如图 4－11 所示，可以看出，特征选择输出中已经按照各个特征属性在预测目标结果方面的重要程度进行了排列，可以根据排列的顺序选择特征子集。

选择排序前十的属性进行分类测试，切换至“Classify”标签页，在“Classifier”面板中选择“MultilayerPerceptron”算法，在“Test option”面板中选用分层十折交叉验证法自动分配训练集和测试集比例；点击“start”开始运行，结果如图 4－12 所示。

```
           class
Evaluation mode:    evaluate on all training data



=== Attribute Selection on all input data ===

Search Method:
        Attribute ranking.

Attribute Evaluator (supervised, Class (nominal): 83 class):
        Information Gain Ranking Filter

Ranked attributes:
 0.9175    45 Dis44
 0.7558    13 Dis12
 0.7552    15 Dis14
 0.7219    49 Dis48
 0.6922    81 degree(fiveclass)
 0.6468     9 Dis08
 0.596     48 Dis47
 0.5941     3 Dis01
 0.5076    10 Dis09
 0.4481    14 Dis13
 0.4197    82 degree(threeclass)
 0.3788    52 Dis51
 0.3578     8 Dis07
 0.3339    23 Dis22
 0.32      16 Dis15
 0.2589     6 Dis04
 0.237      1 Demo02
 0.2109     4 Dis02
 0.2105    54 Dis54
 0.2099     5 Dis03
 0.2041    20 Dis19
 0.1893    17 Dis16
 0.1823    58 Dis59
 0.1597    69 Dis70
 0.1242    61 Dis62
```

图4-11 运行结果

```
=== Stratified cross-validation ===
=== Summary ===

:orrectly Classified Instances          56               62.2222 %
:ncorrectly Classified Instances        34               37.7778 %
:appa statistic                          0.5382
lean absolute error                      0.0514
:oot mean squared error                  0.1866
:elative absolute error                 51.3698 %
:oot relative squared error             84.0526 %
:otal Number of Instances               90

=== Detailed Accuracy By Class ===
```

TP Rate	FP Rate	Precision	Recall	F-Measure	MCC	ROC Area	PRC Area
0.000	0.045	0.000	0.000	0.000	-0.033	0.409	0.027
0.500	0.075	0.455	0.500	0.476	0.408	0.849	0.379
1.000	0.033	0.938	1.000	0.968	0.952	0.999	0.999
0.000	0.000	0.000	0.000	0.000	0.000	0.225	0.014
0.818	0.038	0.750	0.818	0.783	0.752	0.985	0.908
0.000	0.011	0.000	0.000	0.000	-0.011	0.607	0.028
0.000	0.000	0.000	0.000	0.000	0.000	0.461	0.020
0.000	0.011	0.000	0.000	0.000	-0.020	0.793	0.096
0.000	0.034	0.000	0.000	0.000	-0.028	0.574	0.044
0.000	0.000	0.000	0.000	0.000	0.000	0.112	0.013
0.667	0.077	0.571	0.667	0.615	0.553	0.872	0.502
0.222	0.086	0.222	0.222	0.222	0.136	0.727	0.275
0.000	0.000	0.000	0.000	0.000	0.000	0.716	0.055
0.000	0.011	0.000	0.000	0.000	-0.011	0.764	0.045
0.000	0.000	0.000	0.000	0.000	0.000	0.573	0.026
0.000	0.000	0.000	0.000	0.000	0.000	0.416	0.019
1.000	0.000	1.000	1.000	1.000	1.000	1.000	1.000

图 4-12　十折交叉验证法测试结果

正确分类的实例为 62.2222%。

其次，选择了 CfsSubsetEval 评估分析器和 BestFirst 检索方法，进行特征选择，其实现步骤与以上相同；具体过程如图 4-13、图 4-14 和图 4-15 所示。

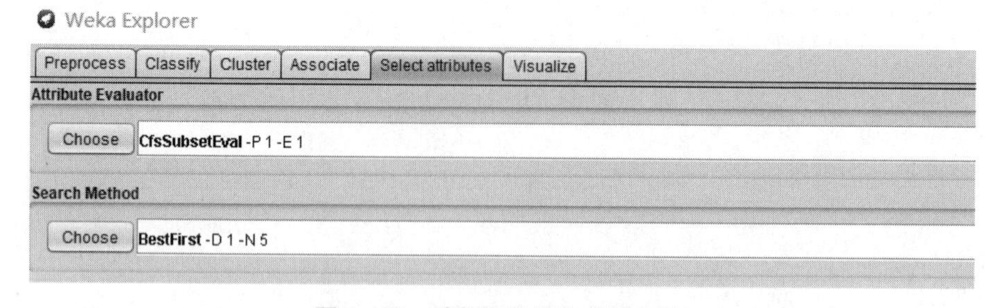

图 4-13　选择评估器和搜索方法

```
Search Method:
        Best first.
        Start set: no attributes
        Search direction: forward
        Stale search after 5 node expansions
        Total number of subsets evaluated: 992
        Merit of best subset found:    0.703

Attribute Subset Evaluator (supervised, Class (nominal): 83 class):
        CFS Subset Evaluator
        Including locally predictive attributes

Selected attributes: 1,3,8,9,13,15,16,45,49,52,54,71,81 : 13
                     Demo02
                     Dis01
                     Dis07
                     Dis08
                     Dis12
                     Dis14
                     Dis15
                     Dis44
                     Dis48
                     Dis51
                     Dis54
                     Dis72
                     degree(fiveclass)
```

图4-14 属性选择结果

```
=== Summary ===

Correctly Classified Instances          62               69.6629 %
Incorrectly Classified Instances        27               30.3371 %
Kappa statistic                          0.6258
K&B Relative Info Score               5109.5179 %
K&B Information Score                  156.0817 bits      1.7537 bits/instance
Class complexity | order 0             264.7898 bits      2.9752 bits/instance
Class complexity | scheme              171.5501 bits      1.9275 bits/instance
Complexity improvement     (Sf)         93.2397 bits      1.0476 bits/instance
Mean absolute error                      0.0654
Root mean squared error                  0.2126
Relative absolute error                 43.0761 %
Root relative squared error             77.5092 %
Total Number of Instances               89

=== Detailed Accuracy By Class ===

                 TP Rate  FP Rate  Precision  Recall   F-Measure  MCC      ROC Area  PRC Area  Class
                 0.000    0.011    0.000      0.000    0.000      -0.016   0.897     0.163     A
                 0.600    0.101    0.429      0.600    0.500      0.433    0.903     0.535     B
                 0.967    0.051    0.906      0.967    0.935      0.902    0.988     0.976     C
                 1.000    0.038    0.786      1.000    0.880      0.869    0.992     0.940     E
                 0.000    0.012    0.000      0.000    0.000      -0.020   0.953     0.321     H
                 0.000    0.023    0.000      0.000    0.000      -0.023   0.885     0.127     I
                 0.750    0.013    0.900      0.750    0.818      0.797    0.950     0.852     K
                 0.333    0.088    0.300      0.333    0.316      0.235    0.794     0.375     L
                 0.000    0.000    0.000      0.000    0.000      0.000    0.126     0.019     M
                 0.667    0.000    1.000      0.667    0.800      0.807    0.978     0.852     R
                 0.000    0.011    0.000      0.000    0.000      -0.016   0.971     0.367     U
Weighted Avg.    0.697    0.045    0.670      0.697    0.676      0.644    0.928     0.742
```

图4-15 选用分层十折交叉验证法进行分类的结果

正确分类的实例为 69.6626%。对比两种组合的正确分类的精确度，选择了 CfsSubsetEval 评估分析器和 BestFirst 检索方法进行特征选择更好。最后，从 84 种属性特征中选择了包含 12 种属性的属性特征子集，12 种属性及其编码为（见表 4－3）。

表 4－3 属性子集及编码

序号	1	2	3	4	5	6	7	8	9	10	11	12
属性	性别	LVEF	主动脉返流	二尖瓣反流	肺动脉高压	二尖瓣狭窄	余室壁动度尚可	室壁动度弥漫性减低	心肌病变	先天性心脏病	肥厚型梗阻性心脏病	病情严重程度
编码	Demo02	Dis01	Dis08	Dis12	Dis14	Dis16	Dis22	Dis47	Dis48	Dis52	Dis82	Degreefive

我们将数据样本的集合的最后一个属性特征设为分类的目标，即为心脏疾病的类型，图 4－16 为数据集可视化所有的结果，显示了各个属性按照该变量的不同比例分成不同颜色的段，有 11 种心脏病类型，则有 11 种不同颜色。最后，经过预处理的结果数据如图 4－17 所示。

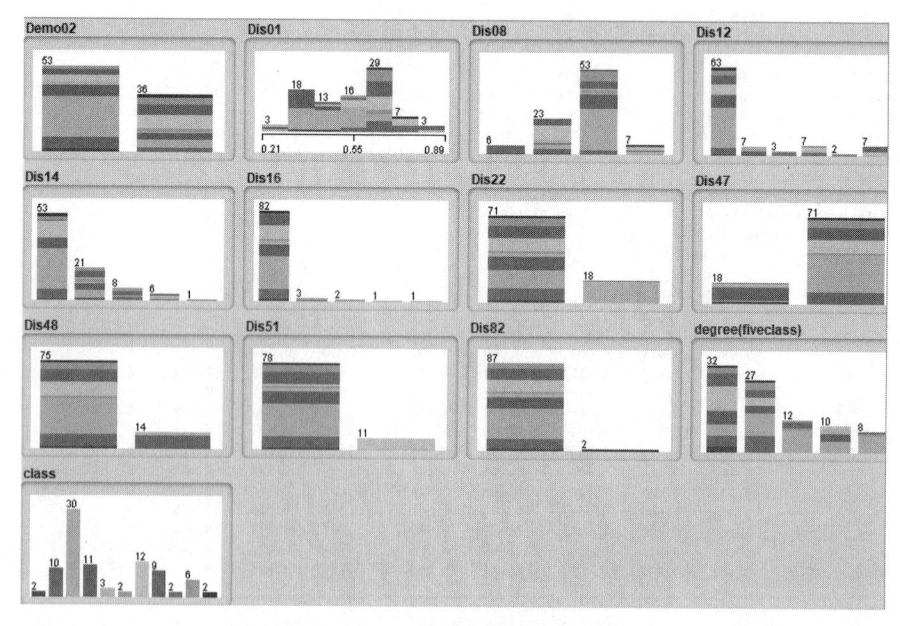

图 4－16 心脏病类型可视化结果

F14　=0.0061*D14+0.0128*E14-0.1529

	A	B	C	D	E	F	G	H	I	J	K	L	M	N	O	P	Q	R
1	姓名	性别	年龄	身高	体重（kg）	体表面积	LA（左心房	LAVI（ml/	压(mmHg)	E峰	e'二尖瓣	e'（侧壁）	E/e'	喘憋	高血压	糖尿病	血脂	左室充盈压
2	×××	女	35	160	67	1.6807	29	12.76358	20	91	6	15	8.7	2	2	2	2	
3	×××	女	66	165	57	1.5832	30	14.13	34	125	4	6	25.0	2	1	1	2	
4	×××	女	59	162	70	1.7313	38	28.71635	30	76	6	9	10.1	2	2	2	2	
5	×××	男	73	165	60	1.6216	38	28.71635	20	89	4	7	16.2	2	1	2	2	
6	×××	男	40	172	80	1.9203	33	18.80703	25	106	9	13	9.6	2	2	2	2	
7	×××	男	58	175	90	2.0666	39	31.04361	26	78	5	7	13.0	2	1	2	2	
8	×××	女	87	150	41	1.2869	31	15.59062	56	75	3	5	18.8	2	2	2	2	
9	×××	男	55	170	60	1.6521	35	22.43792	27	49	10	8	5.4	2	1	2	2	
10	×××	女	54	155	59	1.5478	34	20.56909	36	79	6	9	10.5	2	1	1	2	
11	×××	男	57	157	55	1.5088	26	9.198107	28	53	7	7	7.6	2	2	2	2	
12	×××	男	32	173	64	1.7216	37	26.5084	42	61	4	8	10.2	2	1	2	2	
13	×××	男	60	170	74	1.8313	39	31.04361	26	51	3	4	14.6	2	1	2	2	
14	×××	女	39	154	54	1.4777	28	11.48821	29	109	10	13	9.5	2	2	2	2	
15	×××	男	62	165	54	1.5448	38	28.71635	40	47	3	3	15.7	2	2	2	2	
16	×××	女	26	170	70	1.7801	31	15.59062	35	117	7	9	14.6	2	1	2	2	
17	×××	女	48	159	50	1.457	34	20.56909	48	115	3	4	32.9	2	1	2	2	
18	×××	男	69	175	88	2.041	45	47.68875	35	55	3	4	15.7	2	1	2	2	
19	×××	男	58	171	84	1.9654	35	22.43792	27	67	8	10	7.4	2	2	2	2	
20	×××	女	58	166	50	1.4997	30	14.13	34	98	8	8	12.3	2	2	2	2	
21	×××	男	58	175	70	1.8106	43	41.60866	56	113	4	4	28.3	1	2	2	2	
22	×××	男	64	170	80	1.9081	39	31.04361	30	82	5	10	10.9	2	2	2	2	
23	×××	女	77	160	56	1.5399	44	44.57963	59	82	3	8	14.9	2	2	2	2	
24	×××	女	54	160	65	1.6551	40	33.49333	31	52	3	3	17.3	2	1	2	2	
25	×××	男	66	172	70	1.7923	36	24.41664	30	89	6	7	13.7	2	1	2	2	
26	×××	男	63	168	65	1.7039	38	28.71635	36	60	4	9	9.2	2	2	2	2	

图4－17　经过预处理后的数据

4.2.3　模型选择

选择BP神经网络模型作为下一步模型学习的工具，包括输入层、输出层及自己添加的一个隐藏层。其中，输入层为第二步选择出的12种属性，输出层为11种常见的心脏病种类。这11种常见心脏病及其编码：A非风湿性瓣膜病+缺血性心肌病、B非风湿性瓣膜病、C心肌梗死、E缺血性的心肌病、H缺血性心肌病+特发性肺高压、I特发性肺高压、L肺动脉高压、M房颤、K先天性心脏疾病、R风湿性心脏病、U肥厚型非梗阻心脏病。构建出的BP神经网络模型如图4－18所示。

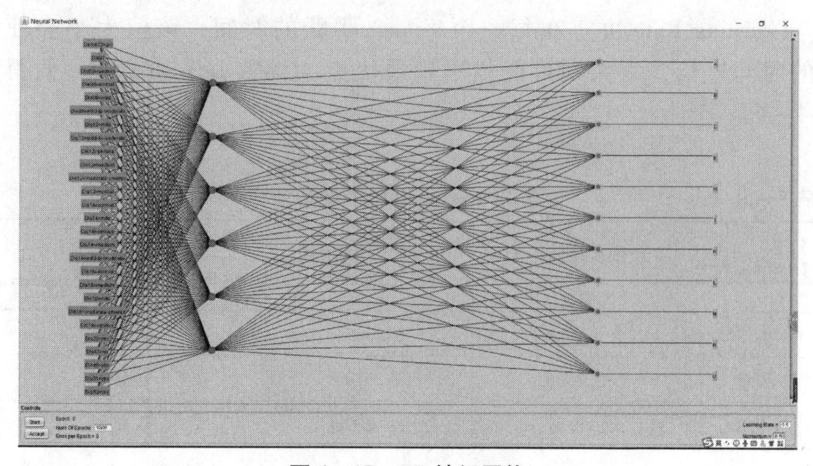

图4－18　BP神经网络

4.2.4 模型学习

本章主要是利用 BP 神经网络构建学习模型，WEKA 使用反向型传播分类器实现了 BP 神经网络模型，并实现了较好分类的结果，需要对分类器的参数不断的调整；Multilayer Perceptron 分类器的参数很多，要将参数调整到一个可接受的范围内是一件极其复杂的事情，本章仅对 Epoch（训练的迭代次数）、Learning Rate（学习速率）和网络拓扑进行了调整。很明显，Epoch 参数的值越大，学习花费的时间就越多，初始值为 500，分别调整为 200 和 1000，开始训练和评估，如表 4－4 所示。

表 4－4　　修改 Epoch 的变动情况

Epoch 参数值	模型构建时间（s）	正确分类的实例（%）	均方根误差（Root mean squared error）
500	5.08	87.6404	0.1315
200	6.03	86.5169	0.1354
1000	7.9	88.764	0.1293

可以发现，构建模型的时间与 Epoch 的值成正比，当迭代次数增多到达一定次数后，正确分类的比例不一定会增多。有时候反而会发生过度拟合的情况。

Learning Rate 决定在每一个 Epoch 跳跃的时间，该值太小会使需要的时间过长，太大则可能找不到最优点。调整 Learning Rate 值得到表 4－5。

表 4－5　　修改 Learning Rate 的变动情况

Learning Rate	模型构建时间（s）	正确分类的实例（%）	均方根误差（Root mean squared error）
0.3	3.63	87.6404	0.1315
0.5	7.06	87.6404	0.124
0.8	8.87	89.8876	0.1194

就这个数据而言，当该参数过大时，较难找到合适的权重和阈值，会影响正确分类的实例所占的比例。修改网络结构，即修改 Hidden Layer 的参数值，得到表4－6。

表4－6　　修改 Hidden Layer 的变动情况

Hidden Layer	模型构建时间 (s)	正确分类的实例 (%)	均方根误差 (Root mean squared error)
a	5.08	87.6404	0.1315
10	1.98	86.5169	0.1362
10，15	3.22	76.4045	0.1747

最后，分类输出结果如图4－19所示，可视化分类结果截图（X 轴表示正确分类，Y 轴表示预测分类）如图4－20所示。

```
Correctly Classified Instances          78               87.6404 %
Incorrectly Classified Instances        11               12.3596 %
Kappa statistic                          0.8494
Mean absolute error                      0.037
Root mean squared error                  0.1315
Relative absolute error                 24.2144 %
Root relative squared error             47.8378 %
Total Number of Instances               89

=== Detailed Accuracy By Class ===

                 TP Rate  FP Rate  Precision  Recall   F-Measure  MCC      ROC Area  PRC Area  Class
                 1.000    0.000    1.000      1.000    1.000      1.000    1.000     1.000     A
                 0.200    0.000    1.000      0.200    0.333      0.426    0.918     0.661     B
                 1.000    0.034    0.938      1.000    0.968      0.952    1.000     1.000     C
                 1.000    0.000    1.000      1.000    1.000      1.000    1.000     1.000     E
                 1.000    0.000    1.000      1.000    1.000      1.000    1.000     1.000     H
                 1.000    0.011    0.667      1.000    0.800      0.812    1.000     1.000     I
                 1.000    0.026    0.857      1.000    0.923      0.914    0.996     0.975     K
                 0.778    0.013    0.875      0.778    0.824      0.807    0.994     0.954     L
                 0.500    0.034    0.250      0.500    0.333      0.333    0.966     0.325     M
                 1.000    0.024    0.750      1.000    0.857      0.856    1.000     1.000     R
                 1.000    0.000    1.000      1.000    1.000      1.000    1.000     1.000     U
Weighted Avg.    0.876    0.019    0.906      0.876    0.857      0.859    0.989     0.939

=== Confusion Matrix ===

  a  b  c  d  e  f  g  h  i  j  k   <-- classified as
  2  0  0  0  0  0  0  0  0  0  0 |  a = A
  0  2  0  0  0  0  2  1  3  2  0 |  b = B
  0  0 30  0  0  0  0  0  0  0  0 |  c = C
  0  0  0 11  0  0  0  0  0  0  0 |  d = E
  0  0  0  0  3  0  0  0  0  0  0 |  e = H
  0  0  0  0  0  2  0  0  0  0  0 |  f = I
  0  0  0  0  0  0 12  0  0  0  0 |  g = K
  0  0  1  0  0  1  0  7  0  0  0 |  h = L
  0  0  1  0  0  0  0  0  1  0  0 |  i = M
  0  0  0  0  0  0  0  0  0  6  0 |  j = R
  0  0  0  0  0  0  0  0  0  0  2 |  k = U
```

图4－19　分类输出结果

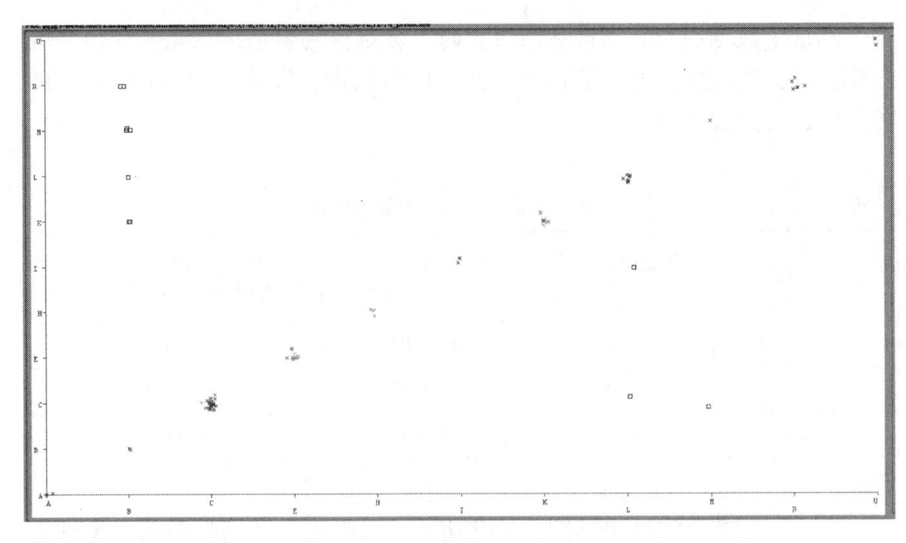

图 4-20 可视化分类结果

4.2.5 模型评估

一般来说，分类模型有以下的定量评估标准。

(1) 预测准确概率：模型正确地预测新的样本的类型标签的能力。

(2) 速度：产生和应用模型的计算消耗。

(3) 鲁棒性：对于含有噪声数据或具有样本丢失值的数据，模型也能正确预测的能力。

(4) 可解释性：训练的模型所提供的理解与解释的层次。

本章采用了如下度量标准，模型输出的各度量标准的值以及分类正确率如表 4-7 所示。

表 4-7 分类正确率

正阳性率 TPR	假阳性率 FPR	查全率 Recall	查准率 Precision	F 值	ROC 曲线	PRC 曲线	均方根误差	分类正确率
0.876	0.019	0.876	0.906	0.857	0.989	0.939	0.1315	87.6406%

在以上度量指标中，正阳性（True Positive，TP）和正阴性（True Negative，TN）都是正确分类的结果，即预测类别和真实类别相符。正阳

性比率是TP除以真实类别为对应矩阵行的总数。假阳性比率是FN除以真实类别对应矩阵行的总数，正阳性率越高，假阳性率越低，分类效果越好；查全比率（Recall）确定分类器判断为某种类别的那部分记录中实际为该种类别所占的比例，查全比率越高，分类器的假阳性率就越高；查准比率（Precision）描述分类器正确预测的比例，F值表示查全率和查准率调和的均值，F值越高分类的效果也越好；ROC曲线是显示分类器正阳性率和假阳性率之间折中的一种图形化表示方法，PRC曲线是准确的召回概率曲线；均方根的误差是观测值与真实偏差的平方和观测次数n比值平方的根，能够综合地反映出被测量对象的精准度。均方根的误差越小，则分类的效果也越好。

4.3 本章小结

本章选取了几种神经网络模型进行简要的介绍，并用相关公式简单介绍了BP神经网络的算法过程、优点及Weka中BP神经网络模型的各项参数及对应含义。介绍了心脏病分类预测的过程，包括准备数据、预处理数据、选择模型、学习模型、测试模型、评估模型。其中，数据预处理工作主要从80多个属性中选择出最具代表性的12种属性，提高了数据处理的效率，使模型更容易理解。该过程是心脏病辅助诊断系统的关键环节，也是基于BP神经网络模型的心脏病风险预测实现的基础。

第 5 章

基于随机森林模型的入院风险预测

5.1 随机森林

5.1.1 随机森林模型及构建

随机森林模型是含多个决策树的分类预测器，其输出的分类是由单个树输出的类别的投票结果而定的。

1. 数据的随机选取

（1）构造子数据集，采取从原始的数据样本集中有放回的采样的方法。子数据样本集的数据量是和原来数据样本集一致的，子数据的元素可以重复。

（2）通过子数据样本集来构建子决策树模型，并把数据包含到每个子决策树中，单个的子决策树都会有一个结果的输出。

（3）当有新到数据需要通过随机森林的模型得到分类的结果时，通过对森林中的决策树的投票判断得到结果。假设随机森林中一共有 3 棵子决策树，分类结果的值为 2 棵的子树为 A 类，为 1 棵的子树为 B 类，那么随机森林的分类最后结果就应该是 A 类。

2. 特征的随机选取

与随机选取的数据样本集相似，随机森林的模型中的子决策树的每个划分过程不使用所有可选择的特征，而是从所有可选择的特征中选择某一特征，然后通过随机的选择特征的过程从中选择最佳特征。随机森林中的决策树可以不同，从而增强了系统的多样性，提高了分类的性能。

5.1.2　随机森林模型的优缺点

随机森林模型的优缺点主要包括：

（1）对于很多种其他文献，它可以产生高精确度的分类预测器；

（2）它可以处理大量的输入变数；

（3）它可以在决定类别时，评估变数的重要性；

（4）在建构森林时，可以减小误差，对于有误差的仍可以缩小偏差；

（5）可以估计丢失的资料，就算遗失的资料数量很大，仍可以保持其精确度；

（6）即使分类资料集不平衡，也可以平衡误差；

（7）学习速度快。

5.1.3　WEKA 中的随机森林模型实现

随机森林模型的参数及解析，图 5－1 为随机森林模型的参数图。

✧ bagSizePercent：每一个包的大小，作为训练集大小的百分比。

✧ batchSize：如果正在执行批处理预测，则要处理的实例的首选数量。可以提供更多或更少的实例，但这给实现提供了一个指定首选批大小的机会。

✧ breakTiesRandomly：当几个属性看起来一样好时，随机切断连接。

✧ calcOutOfBag：是不是计算出包内偏差。

✧ computeAttributeImportance：计算属性的重要性意味着杂质的减少。

✧ debug：分类器在设置为 true 时可以输出到控台的其他附加的信息。
doNotCheckCapabilities：如若设置了，在建立分类器以前不会检验分类器。

✧ maxDepth：树的最大深度，0 代表无穷。

✧ numDecimalPlaces：用于在模型中输出的小数位数。

✧ numExecutionSlots：用于构建集成实行的隙数（线程）。

✧ numFeatures：设置随机选择的属性个数。

✧ numiterations：要执行的迭代次数。

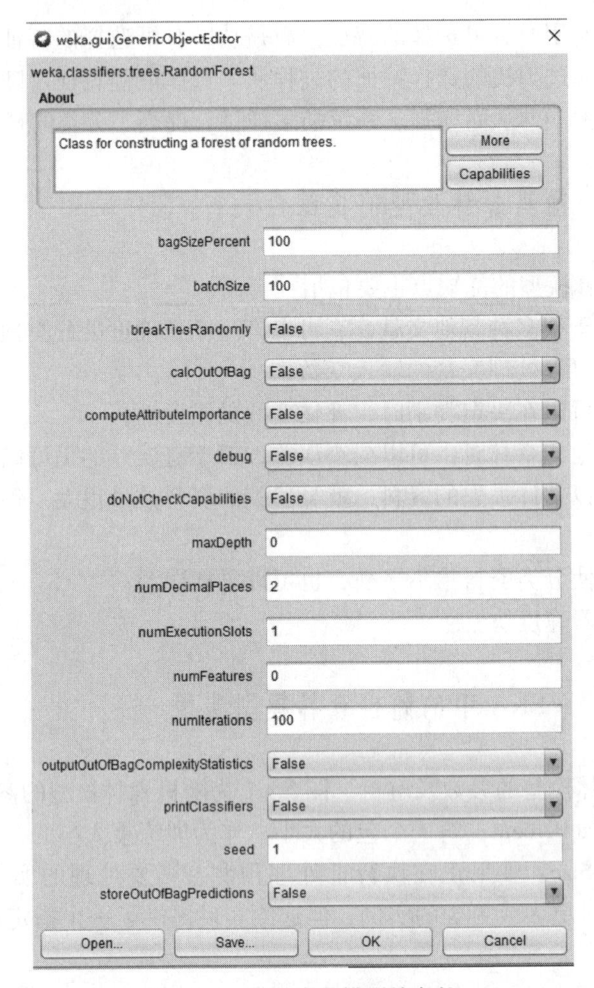

图 5－1　随机森林模型的参数

✧ outputOutOfBagComplexityStatistics：当执行包外评估时是否输出基于复杂性的统计基础信息；printClassifiers：打印每个分类器的输出信息。

✧ seed：使用的随机种子数。

✧ storeOutOfBagPredictions：是否存储袋外预测。

5.1.4　WEKA 中朴素贝叶斯模型实现

朴素贝叶斯模型的参数及解析，图 5－2 为朴素贝叶斯模型的参数图。

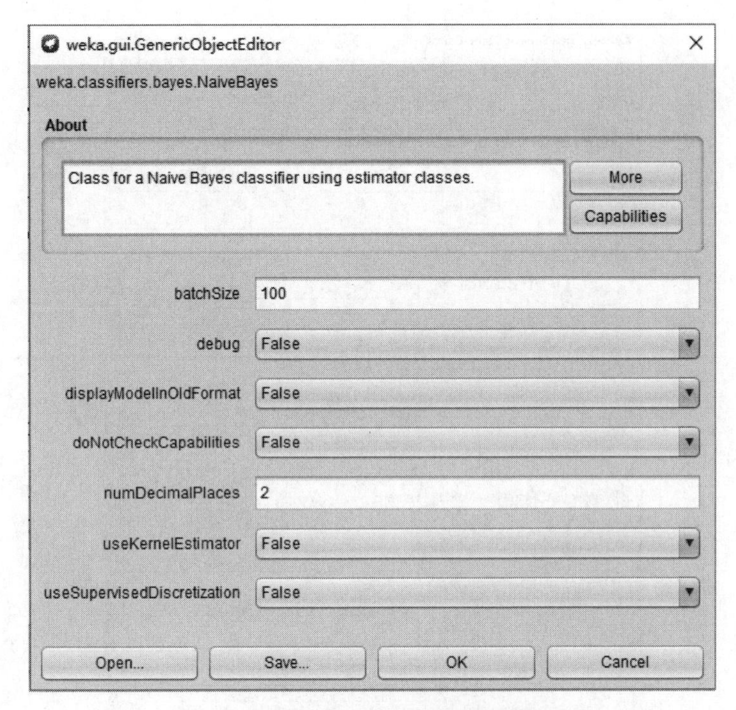

图5-2　朴素贝叶斯模型的默认参数

✧ batchSize：如果正在执行批处理，则要处理的实例数。可以提供更多或更少的实例，但这给实现提供了指定优选批大小的机会。

✧ debug：如若设置为true，分类器可以控制输出附加信息。

✧ displayModelinOldFormat：用旧的格式来进行模型的输出。当有许多类值时，旧的格式更好。当有较少的类值和许多属性时，新的格式更好。

✧ doNotCheckCapabilities：如果设置，分类预测器能力不会在构建分类预测器之前检查（谨慎使用以减少运行时间）。

✧ numDecimalplaces：模型中数字的输出为所用的小数的位数。

✧ useKernelEstimator：用数值估计的核估计而不是正态分布。

✧ useSupervisedDiscretizatio：用监督离散化将数值属性转换为标称属性。

5.1.5　WEKA 中决策树（J48）模型实现

决策树（J48）模型如图5-3所示。

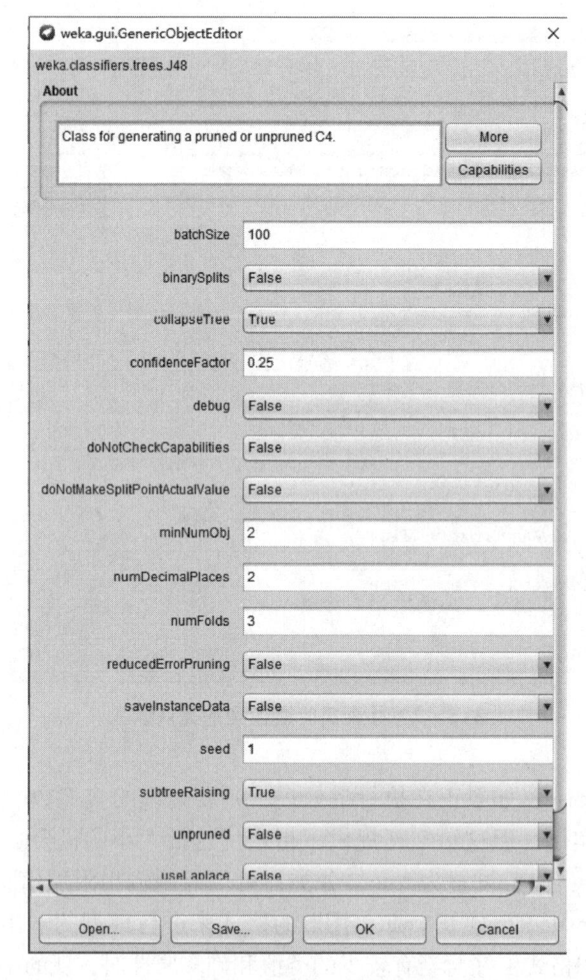

图 5-3 决策树（J48）模型的默认参数

✧ batchSize：如果正在执行批处理，则要处理的实例数。可以提供更多或更少的实例，但这给实现提供了指定优选批大小的机会。

✧ binarySplits：是不是用二进制属性对属性进行二进制拆分。

✧ collapseTree：是否去除不减少训练误差的零件。

✧ confidenceFactor：用来减掉的与安圆形系统的置信情况（值越小，修剪越多）。

✧ debug：分类器在设置为 true 时可以向控制台输出附加信息。

✧ doNotCheckCapabilities：该项用于检查分类预测器的能力，设置成

false 不在构建分类器前进行检查（谨慎使用以减少运行时间）。

✧ doNotMakeSplitPointActualValue：如为真，则不将分割位置点重新定位为实际数据值。这可以为具有数字属性的大型数据集产生实质性的加速。

✧ minNumObj：每个叶节点的最小的运行实例的数量。

✧ numDecimalPlaces：在模型中数据输出时所设定的小数可以使用的位数。

✧ numFolds：用于削减其错误和修剪的数据容量大小。

✧ reducedErrorPruning：是不是需要用减少误差修剪取代 C. 4. 5 修剪。

✧ saveInstanceData：是否保存训练的数据用于图形可视。

✧ seed：用随机数来设定种子，以减少剪枝的误差。

✧ subtreeRaising：是不是需要考虑修剪时的子决策树的提升。

✧ unpruned：是否进行修剪。

✧ useLaplace：可以选择计数的方式，可选择在叶子上，也可以基于拉普拉斯的平滑。

✧ useMDLcorrection：当在数值属性上一旦出现分裂的情况，是否使用 MDL 的方法来进行调整。

5.2　入院风险预测实验过程

本章在实验过程中使用了第 3 章 SPSS 统计分析、特征构建过程的方法，预测分析选择 WEKA 机器学习实验环境。

5.2.1　问题定义

本章研究目标是发现心脏病患病人群入院接受手术治疗与心脏病类型及严重程度之间的关键风险因素，然后利用改进的随机森林算法建立心脏病人入院手术风险预测模型。

为了能够准确地对覆盖全范围的心脏病人群进行入院手术风险分析，本章提出利用集成学习，对特定领域人群建立相应的互不影响模型，在每个子模型中通过对全部病人进行统计分析，发现心脏病患病人群入院接受手术治疗与心脏病类型及严重程度之间的关键风险因素，然后利用改进的随机森林算法建立心脏病人入院手术风险预测模型；最后基于所建立的模型，利用聚类算法与主成分分析方法，识别存在高风险需要入院接受手术的病人，从临床特征层面对其反映出来的医学特征进行描述，提醒医院、医疗人员对这类病人预留医疗资源和进行预先干预。

具体实验过程：从问题定义入手，然后做数据准备，包括收集数据，录入、处理数据的过程。通过与医生沟通交流，根据医生的经验做特征构建，再对数据中的脏数据及噪声进行处理。随后运用 WEKA 软件导入数据，引入决策树型分类器、随机森林型分类器、神经网络型分类器、朴素贝叶斯型分类器，进行模型训练，并通过参数调优等方法提高模型的性能，找出治疗准确度较高、速度较快的模型。最后对实验结果进行评估。

5.2.2 数据准备

1. 数据采集

在医生的指导之下，在不影响病人的检测结果的前提条件之下，我们与病人积极沟通询问其姓名、年龄并在病人与医生同意后获取该病人的超声心动图，共计获得 500 多个病人的超声心动图报告单，并向医生询问超声心动图在外科手术上的作用及其哪些指标可以有效反映病患心脏病的严重程度，对各疾病特征数量进行统计，如表 5－1 所示。

表 5－1　　各疾病特征数量统计

疾病名称		轻度	轻—中度	中度	中—重度	重度	总人数	男女比例
符合房、室间隔缺损修补及三尖瓣成形术后超声改变	二尖瓣返流	1					1 人	0:1
	主动脉瓣返流	1						
	三尖瓣返流	1						
符合房间隔缺损修补术后超声改变	左室流出道梗阻	1					1 人	1:0
	二尖瓣返流	1						
心尖部肥厚型心脏病	左室流出道梗阻	1					2 人	2:0
	三尖瓣返流	1						
	二尖瓣返流	2						
	主动脉瓣返流	1						

续表

疾病名称		轻度	轻—中度	中度	中—重度	重度	总人数	男女比例
符合房间隔、室间隔缺损修补术后超声心动图改变	二尖瓣返流	1					1人	1:0
	三尖瓣返流	1						
	肺动脉返流	1						
符合原发孔型房间隔缺损修补术及二尖瓣成形术后超声心动图表现	二尖瓣狭窄					1	1人	0:1
	二尖瓣返流	1						
	主动脉瓣返流		1					
符合三房心矫治+无顶冠状静脉窦矫治术后超声改变	二尖瓣返流	1					1人	1:0
	三尖瓣返流	1						
	肺动脉返流	1						
符合二尖瓣置换术后超声改变	主动脉瓣狭窄		1				1人	0:1
	主动脉瓣返流	1						
	三尖瓣返流			1				
	肺动脉高压	1						
符合 Bentall 术后超声改变	三尖瓣返流	1					1人	1:0
符合房间隔缺损修补及三尖瓣成形术后超声改变	二尖瓣返流	1					1人	1:0
	主动脉瓣返流	1						
	三尖瓣返流	1						
符合主动脉瓣及二尖瓣置换术后超声改变	三尖瓣返流			2			2人	0:2
	肺动脉高压	2						
	肺动脉瓣返流	1						
符合主动脉瓣、二尖瓣置换、三尖瓣形成术后超声改变	三尖瓣返流	2					2人	0:2
肥厚型非梗阻性心脏病	左室流出道梗阻				2		3人	1:2
	二尖瓣返流	3						
	主动脉瓣返流		2					
	三尖瓣返流	3						
	肺动脉瓣返流	2						

续表

疾病名称		轻度	轻—中度	中度	中—重度	重度	总人数	男女比例
瓣膜病	二尖瓣前叶脱垂并返流			1			3 人	1:2
	二尖瓣后叶脱垂并返流				1			
	主动脉瓣硬化并返流	1						
	三尖瓣返流	1	1	2				
	肺动脉瓣反流	2						
	主动脉瓣返流	1						
	肺动脉高压			2		1		
符合心肌梗死超声改变	二尖瓣返流	4					5 人	5:0
	二尖瓣硬化并返流	1						
	主动脉瓣返流	4						
	三尖瓣返流	4						
	肺动脉高压			1				
	肺动脉返流	1						
	主动脉瓣硬化并返流	1						
室间隔局部增厚	二尖瓣返流	1					1 人	1:0
	主动脉瓣返流	1						
风湿性心脏病	二尖瓣狭窄	2		2	1	1	6 人	1:2
	二尖瓣返流	3	1		1	1		
	主动脉瓣返流	6						
	三尖瓣返流	3	1	1		1		
	肺动脉高压	2				2		
	肺动脉返流	1		1				
	主动脉瓣狭窄	1	1					

续表

疾病名称		轻度	轻—中度	中度	中—重度	重度	总人数	男女比例
缺血性心肌病	二尖瓣返流				1		1人	0:1
	主动脉瓣返流	1						
	三尖瓣返流			1				
	肺动脉高压			1				
	肺动脉返流	1						
二尖瓣前叶裂	二尖瓣返流					1	1人	0:1
	主动脉瓣返流		1					
	三尖瓣返流				1			
	肺动脉瓣返流	1						
	肺动脉高压					1		
升主动脉瘤样扩张	二尖瓣返流	1					1人	0:1
	主动脉瓣返流	1						
	三尖瓣返流	1						
	肺动脉高压	1						
矫正型大动脉转位	二尖瓣返流		1				1人	1:0
	三尖瓣返流					1		
	肺动脉瓣返流	1						
	肺动脉瓣前向血流加速	1						
肺动脉扩张	三尖瓣返流	1					1人	0:1
	肺动脉高压					1		
右房扩大	二尖瓣返流	1					1人	0:1
	主动脉瓣返流			1				
	三尖瓣返流	1						

续表

疾病名称		轻度	轻—中度	中度	中—重度	重度	总人数	男女比例
主动脉瓣病变	主动脉瓣狭窄		2		1	4	9 人	9:0
	主动脉瓣返流		1	5				
	二尖瓣返流	8	1					
	二尖瓣硬化	1						
	三尖瓣返流	7		1				
	肺动脉高压	3						
	肺动脉瓣返流	1						
二尖瓣病变	二尖瓣前叶脱垂					2	2 人	2:0
	二尖瓣返流					2		
	主动脉瓣返流	1						
	三尖瓣返流	1	1					
	肺动脉瓣返流	1						
	肺动脉高压					1		
左室壁节段性运动不良	二尖瓣返流	22		1			24 人	7:1
	二尖瓣硬化并返流	1						
	主动脉瓣返流	20	2					
	三尖瓣返流	18	1					
	肺动脉瓣返流	5						
	肺动脉高压	5		1		1		
	主动脉瓣硬化	2						
心肌病变	二尖瓣返流	8	3	1	2	1	15 人	3:2
	主动脉瓣返流	9	1	1				
	主动脉瓣硬化	1						
	三尖瓣返流	10	1					
	肺动脉瓣返流	5						
	肺动脉高压	5	1	3		1		

续表

疾病名称		轻度	轻—中度	中度	中—重度	重度	总人数	男女比例
先天性心脏病	二尖瓣返流	5		1			8人	1∶3
	三尖瓣返流	4	2	1				
	肺动脉瓣返流	3						
	肺动脉高压					1		
	肺动脉狭窄	2						
右心扩大	二尖瓣返流	1					4人	1∶1
	三尖瓣返流	3	1					
	肺动脉瓣返流	4						
	肺动脉高压			1		2		
	主动脉返流	2						
左房扩大	二尖瓣返流	5		1	1		10人	2∶3
	主动脉瓣返流	5	2					
	三尖瓣返流	5		4				
	主动脉狭窄					1		
	肺动脉高压	4	1	2				
	肺动脉瓣返流	5						
左心扩大	二尖瓣返流	4		1			5人	3∶2
	主动脉瓣返流	2		1				
	三尖瓣返流	4		1				
	肺动脉瓣返流	1						
	肺动脉高压	1						
双房扩大	二尖瓣返流	2		1	1		4人	1∶3
	主动脉返流	3	1					
	三尖瓣返流	1		3				
	肺动脉瓣返流	4						
	肺动脉瓣高压	1	1	2				

资料来源：笔者根据统计数据整理。

2. 数据预处理

我们对收集到的心脏超声心动图报告单中的全部特征进行了初步的统

计，所有的特征总计 520 个，第一步我们筛去与心脏病诊断无关的特征如检查编号、仪器型号、记录人、住院号、科室等属性，并把其他的特征属性分为两部分：人口统计学特征以及心脏病病理特征，其中人口统计学的特征包括姓名、性别、年龄。图 5 -4 为某医院超声心动图的检查报告单原始数据。

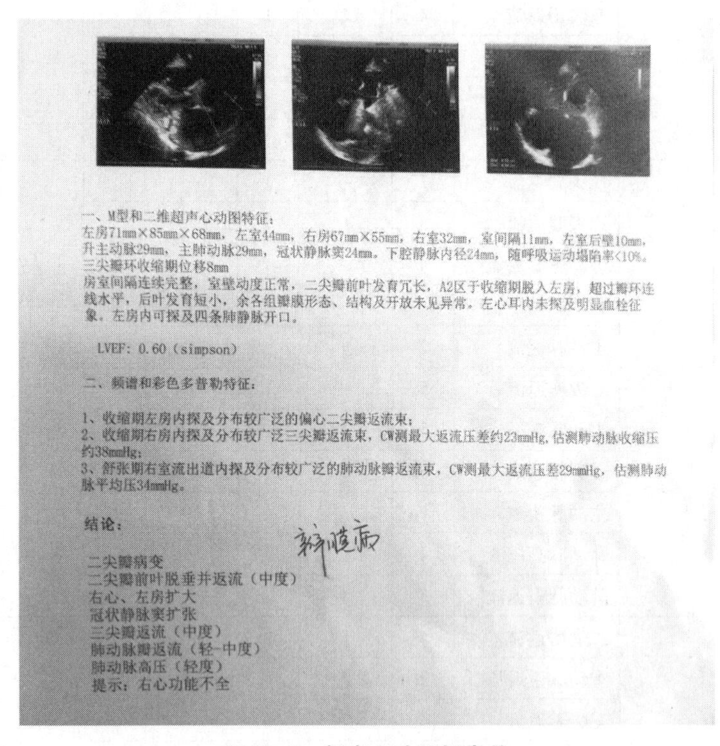

一、M型和二维超声心动图特征：
左房71mm×85mm×68mm，左室44mm，右房67mm×55mm，右室32mm，室间隔11mm，左室后壁10mm，升主动脉29mm，主肺动脉29mm，冠状静脉窦24mm。下腔静脉内径24mm，随呼吸运动塌陷率<10%。
三尖瓣环收缩期位移8mm
房室间隔连续完整，室壁动度正常，二尖瓣前叶发育冗长，A2区于收缩期脱入左房，超过瓣环连线水平，后叶发育短小，余各组瓣膜形态、结构及开放未见异常。左心耳内未探及明显血栓征象。左房内可探及四条肺静脉开口。

LVEF：0.60（simpson）

二、频谱和彩色多普勒特征：

1、收缩期左房内探及分布较广泛的偏心二尖瓣返流束；
2、收缩期右房内探及分布较广泛三尖瓣返流束，CW测最大返流压差约23mmHg，估测肺动脉收缩压约38mmHg；
3、舒张期右室流出道内探及分布较广泛的肺动脉瓣返流束，CW测最大返流压差29mmHg，估测肺动脉平均压34mmHg。

结论：

二尖瓣病变
二尖瓣前叶脱垂并返流（中度）
右心、左房扩大
冠状静脉窦扩张
三尖瓣返流（中度）
肺动脉瓣返流（轻-中度）
肺动脉高压（轻度）
提示：右心功能不全

图 5 -4　超声心动图报告单

在医生的指导帮助下，课题组成员首先按照心脏病类型将所有数据分类，并将诊断不明的数据进行剔除，具体分类如下：

✧ 心肌病变（缺血性心肌病、肥厚性心肌病、扩张性心肌病、其他类型心肌病）

✧ 心肌梗死

✧ 风湿性心脏病

✧ 非风湿性瓣膜病

✧ 房颤

✧ 特征性肺高压

✧ 先天性心脏病

✧ 占位（血栓、心包占位、其他占位）

外科术后（这类数据我们全部作为校验数据来提高我们机器学习的准确率）

在与医生沟通学习后依据医生的经验对不同类型心脏病超声心动图的重要属性进行建表。实现了第一次的降维，从487个属性（2个人口统计学属性、485个疾病属性），疾病属性中包含：

①M型和二维超声心动图特征130个；

②频谱和彩色多普勒特征95个；

③结论内特征260个，降至173个属性。

表5－2为A类疾病所包含的全类型特征、全类型编号以及其重要特征。

表5－2 A类疾病特征

病类型	全类型	全类型编号	重要特征	编号
A：非风湿性瓣膜病+缺血性心肌病	LVEF； 二尖瓣瓣叶增厚，回声增强； 主动脉瓣瓣叶增厚/主动脉瓣瓣叶显示欠清，回声增强，开放受限，闭合时留有缝隙； 估测主动脉瓣瓣口面积； 左房左室右房右室； 室壁动度弥漫性略减低； 收缩期右房内探及分布局限三尖瓣返流束最大返流压差； 收缩期主动脉瓣前向血流加速，最大返流压差； 主动脉瓣病变； 主动脉瓣狭窄； 主动脉返流； 二尖瓣硬化； 二尖瓣返流； 三尖瓣返流； 左室收缩功能略降低； 肺动脉高压； 左室肥厚； 左心扩大； 心肌病变不能排除	01：LVEF； 02：二尖瓣瓣叶增厚； 03：二尖瓣回声增强； 04：主动脉瓣瓣叶增厚； 05：主动脉瓣瓣叶显示欠清； 06：主动脉瓣回声增强； 07：主动脉瓣开放受限； 08：主动脉瓣闭合时留有缝隙； 09：估测主动脉瓣瓣口面积； 10：左房； 11：左室； 12：右房； 13：右室； 14：室壁动度弥漫性略减低； 15：收缩期右房内探及分布局限三尖瓣返流束最大返流压差； 16：收缩期主动脉瓣前向血流加速，最大返流压差； 17：主动脉瓣病变； 18：主动脉瓣狭窄； 19：主动脉返流； 20：二尖瓣硬化； 21：二尖瓣返流； 22：三尖瓣返流； 23：左室收缩功能略降低； 24：肺动脉高压； 25：左室肥厚； 26：左心扩大； 27：心肌病变不能排除	LVEF； 主动脉瓣瓣叶增厚，回声增强，开放受限，闭合时留有缝隙； 估测主动脉瓣瓣口面积； 主动脉瓣狭窄； 主动脉返流； 左室收缩功能略降低	01 04 06 07 08 09 18 19 23

表5－3为根据不同的心脏病类型对超声心电图报告单数据进行的部分分类录入。

表5－3　　根据不同的心脏病类型对数据进行录入统计

姓名	性别	年龄	D01	D05	D11	D12	D14	D15		
	男	44	有	有	重度	有	少量	0.38		
×××	性别	年龄	E01	E02	E08	E14	E15	E16	E21	E23
×××	男	88	0.31	有	有		有		微量	有
×××	女	71	0.4	有	有	轻度	有			
×××	男	40	0.43	有	有	轻度	有	有		
×××	男	68	0.39	有	有		有			
×××	男	61	0.35	有	有	中度	有	有		
×××	男	40	0.47	有	有		有		微量	
×××	女	65	0.42	有	有		有			
×××	女	56	0.38	有	有	轻度	有			
×××	男	66	0.38	有	有		有	有	少量	
×××	女	71	0.29	有	有		有			
×××	男	77	0.39	有	有		有	有		
	性别	年龄	F07	F10	F11					
×××	男	51	有	轻度	有					

在第一次降维后，我们将所有病的重要属性进行重新编号，将不同心脏病类型下的相同属性进行统一编号。表5－4为对各类属性进行的编号表。

表5－4　　属性统一编号

Demo01	姓名
Demo02	性别
Demo03	年龄
Dis01（LVEF）	A01、B01、C01、D15、E01、G01、H01、I01、J01、K01、L01、M01、O01、P01、Q01、R01、S01
Dis02（主动脉瓣瓣叶增厚）	A04
Dis03（主动脉瓣回声增强）	A06
Dis04（主动脉瓣开放受限）	A07
Dis05（主动脉瓣闭合时留有缝隙）	A08
Dis06（估测主动脉瓣瓣口面积）	A09
Dis07（主动脉瓣狭窄）	A18、R26
Dis08（主动脉返流）	A19、B25、G06、M12
Dis09（左室收缩功能略降低）	A23、D12、E15、F11、C57、G10、H11、J14、K43、L17、Q15

续表

Demo01	姓名
Demo02	性别
Demo03	年龄
Dis10（二尖瓣闭合时有缝隙）	B11
Disl1（二尖瓣前叶脱垂）	B40、R33、S12
Dis12（二尖瓣返流）	B26、G05、J09、K21、P17、Q10、R25
Dis13（三尖瓣返流）	B27、H09、K22、P20、Q12、R28、S17
Dis14（肺动脉高压）	B29、C65、D11、E14、F10、G09、H10、I05、J13、K23、L14、M10、P22、Q13、R29、S18

现有的属性有3个人口统计学属性及84个，共计87个属性。最终我们得到一个初步的实验表，如表5-5所示。

表5-5　　各个心脏病类型合并后的表

Demo01	Demo02	Demo03	Dis01	Dis02	Dis03	Dis04	Dis05	Dis06	Dis07	Dis08	Dis09	Dis10	Dis11	Dis12	Dis13	Dis14	Dis15
×××	男	73	0.46	有	有	有		1.4	轻中度	轻度	有			轻度	轻度		
×××	男	75	0.4	有	有	有	有		重度	中度	有			轻度	轻度		
×××	男	58	0.49	有	有	有			重度		有			轻中度	轻度	轻度	
×××	男	67	0.7				有			中度				轻度	轻度		
×××	男	60	0.59	有	有	有			中重度	中度				轻度	轻度		
×××	男	63	0.62	有	有	有			重度	中度				轻度	轻度	轻度	
×××	男	49	0.54				有			中度				轻度	轻度		
×××	男	26	0.64										重度	重度	轻度		
×××	男	49	0.72							轻度		有		重度	轻中度	重度	
×××	女	46	0.67										中度	中度	轻中度	中度	中量
×××	男	51	0.6											轻度	轻度		
×××	女	50	0.7							轻度			中度	中度	轻度		
×××	女	85	0.62	有	有					轻度				中重度	中度	重度	
×××	男	63	0.56							轻度			有	中度	轻度		
×××	女	63	0.65							轻度			有	中度	轻度		
×××	女	55	0.68							轻度			有	轻中度	轻度		
×××	男	67	0.67	有	有	有			轻中度	轻度				轻度	轻度		
×××	男	56	0.65	有	有	有			中度	轻度				轻度	轻度		
×××	男	44	0.38							轻度	有			轻度	轻度	重度	少量
×××	女	81	0.45	有	有	有			中度	轻度	有			轻度	轻度	轻度	
×××	男	39	0.45								有			轻度	轻度		微量
×××	女	76	0.34	有	有					轻度	有			轻度	轻度	轻度	
×××	男	51	0.4							轻度	有			轻度			
×××	男	55	0.46	有	有					轻度	有			轻度	轻度		少量
×××	男	42	0.46							轻度	有			轻度	轻度		
×××	男	73	0.42							轻度	有			轻度	轻度		
×××	男	72	0.31							轻度	有			轻度	轻度	轻度	
×××	男	63	0.5							轻中度				轻度	轻度	轻度	
×××	男	45	0.4								有			轻度	轻度		
×××	女	54	0.5							轻度				轻度			
×××	男	49	0.57							轻度				轻度	轻度	轻度	
×××	男	59	0.56							轻度				轻度	轻度		
×××	女	64	0.36							轻度	有			轻度			

得到表5-5后，我们对表内的数据信息进行缺失值的处理及去除了大量缺失的噪声特征，此时特征个数为79个（见表5-6）。

表 5－6　　缺失值处理后的实验表

Demo01	Demo02	Demo03	Dis01	Dis02	Dis03	Dis04	Dis05	Dis07	Dis08	Dis09	Dis10	Dis11	Dis12	Dis13	Dis14	Dis15	Dis16	Dis17	Dis18	Dis19	Dis20	Dis21	Dis22	Dis23	Dis24	Dis25
XXX	男	51	0.55	无	无	无	无	正常	轻度	无	无	正常	轻度	正常	正常	正常	正常	无	无	无	无	无	有	无	无	无
XXX	男	75	0.4	有	有	有	有	重度	中度	有	无	正常	轻度	轻度	正常	正常	正常	无	无	有	无	无	无	无	无	无
XXX	男	58	0.49	有	有	有	无	重度	正常	有	无	正常	轻中度	轻度	轻度	正常	正常	无	无	无	无	无	无	无	无	无
XXX	男	67	0.7	无	无	无	有	正常	中度	无	无	正常	轻度	轻度	正常	正常	正常	无	无	无	无	无	无	无	无	无
XXX	男	66	0.39	有	有	有	无	中重度	中度	无	无	正常	轻度	轻度	正常	正常	正常	无	无	无	无	无	无	无	无	无
XXX	男	63	0.62	有	有	有	无	重度	中度	无	无	正常	轻度	轻度	轻度	正常	正常	无	无	有	无	无	无	无	无	无
XXX	男	49	0.54	无	无	无	有	正常	中度	无	无	正常	轻度	轻度	正常	正常	正常	无	无	无	无	无	无	无	无	无
XXX	男	36	0.64	无	无	无	无	正常	正常	无	无	重度	重度	轻度	正常	正常	正常	有	无	无	无	无	无	无	无	无
XXX	男	48	0.72	无	无	无	无	正常	轻度	无	有	正常	重度	轻中度	重度	正常	正常	有	有	有	无	无	无	无	无	无
XXX	女	46	0.67	无	无	无	无	正常	正常	无	无	中度	中度	轻中度	中度	中量	正常	无	无	无	无	无	无	无	无	无
XXX	男	51	0.6	无	无	无	无	正常	正常	无	无	正常	轻度	轻度	正常	正常	中度	有	无	无	无	无	无	无	无	无
XXX	女	59	0.7	无	无	无	无	正常	轻度	无	无	中度	中度	轻度	正常	正常	正常	无	无	无	无	无	无	无	无	无
XXX	女	58	0.62	有	有	无	无	正常	轻度	无	无	正常	中重度	中度	重度	正常	正常	无	有	有	无	无	无	无	无	无
XXX	男	63	0.58	无	无	无	无	正常	轻度	无	无	轻度	中度	轻度	正常	正常	正常	有	无	无	无	无	无	无	无	无
XXX	女	63	0.65	无	无	无	无	正常	轻度	无	无	轻度	中度	轻度	正常	正常	正常	有	无	无	无	无	无	无	无	无
XXX	女	55	0.68	无	无	无	无	正常	轻度	无	无	轻度	轻中度	轻度	正常	正常	正常	有	无	无	无	无	无	无	无	无
XXX	男	67	0.67	有	有	有	无	轻中度	轻度	无	无	正常	轻度	轻度	正常	正常	正常	无	无	无	无	无	无	无	无	无
XXX	男	56	0.65	有	有	有	无	中度	轻度	无	无	正常	轻度	轻度	正常	正常	正常	无	无	无	无	无	无	无	无	无
XXX	男	44	0.38	无	无	无	无	正常	轻度	有	无	正常	轻度	轻度	重度	少量	正常	无	无	无	无	无	无	无	有	无
XXX	女	81	0.45	有	有	有	无	中度	轻度	有	无	正常	轻度	轻度	轻度	正常	正常	无	无	有	无	无	有	无	有	无
XXX	男	39	0.45	无	无	无	无	正常	正常	有	无	正常	轻度	轻度	正常	微量	正常	无	无	无	有	无	有	无	无	无
XXX	女	76	0.34	有	有	无	无	正常	轻度	有	无	正常	轻度	轻度	轻度	正常	正常	无	无	有	无	无	有	无	有	无
XXX	男	51	0.4	无	无	无	无	正常	轻度	有	无	正常	轻度	正常	正常	正常	正常	无	无	无	无	无	有	无	无	无
XXX	男	55	0.45	有	有	无	无	正常	轻度	有	无	正常	轻度	轻度	正常	少量	正常	无	无	有	无	无	有	有	无	无
XXX	男	42	0.46	无	无	无	无	正常	轻度	有	无	正常	轻度	轻度	正常	正常	正常	无	无	无	无	无	无	无	无	无
XXX	男	73	0.42	无	无	无	无	正常	轻度	有	无	正常	轻度	轻度	正常	正常	正常	无	无	有	无	无	有	无	无	有
XXX	男	72	0.31	无	无	无	无	正常	轻度	有	无	正常	轻度	轻度	轻度	正常	正常	无	无	有	无	无	有	无	无	无
XXX	男	63	0.5	无	无	无	无	正常	轻中度	无	无	正常	轻度	轻度	轻度	正常	正常	无	无	无	无	无	有	无	无	无
XXX	男	47	0.1	[illegible]	[illegible]	[illegible]	[illegible]	正常	正常	有	无	正常	轻度	轻度	正常	正常	正常	无	无	无	无	无	有	无	无	无
XXX	女	54	0.5	无	无	无	无	正常	轻度	无	无	正常	轻度	正常	正常	正常	正常	无	无	无	无	无	有	无	无	无
XXX	男	48	0.57	无	无	无	无	正常	轻度	无	无	正常	轻度	轻度	轻度	正常	正常	无	无	无	无	无	无	无	无	无
XXX	男	59	0.56	无	无	无	无	正常	轻度	无	无	正常	轻度	轻度	轻度	正常	正常	无	无	无	无	无	无	无	无	无
XXX	女	64	0.36	无	无	无	无	正常	轻度	有	无	正常	轻度	轻度	正常	正常	正常	无	无	有	无	无	无	无	无	无
XXX	男	76	0.3	无	无	无	无	正常	轻度	有	无	正常	中度	轻中度	轻度	正常	正常	无	无	无	无	无	有	无	无	无
XXX	男	61	0.52	无	无	无	无	正常	轻度	无	无	正常	轻度	轻度	正常	正常	正常	无	无	无	无	无	无	无	无	无
XXX	男	69	0.53	有	有	无	无	正常	轻中度	无	无	正常	轻度	轻度	正常	正常	正常	无	无	无	无	无	无	无	无	无
XXX	男	79	0.65	有	有	无	无	正常	轻度	无	无	正常	轻度	轻度	正常	正常	正常	无	无	无	无	无	无	无	无	无
XXX	男	66	0.57	无	无	无	无	正常	轻度	无	无	正常	轻度	正常	正常	正常	正常	无	无	无	无	无	无	无	无	无
XXX	男	39	0.56	无	无	无	无	正常	轻度	无	无	正常	轻度	轻度	正常	正常	正常	无	无	无	无	无	无	无	无	无
XXX	女	59	0.54	无	无	无	无	正常	轻度	无	无	正常	轻度	轻度	正常	正常	正常	无	无	无	无	无	无	无	无	无
XXX	女	78	0.63	有	有	无	无	正常	轻度	无	无	正常	轻度	轻度	正常	正常	正常	无	无	无	无	无	无	无	无	无
XXX	男	62	0.62	无	无	无	无	正常	轻度	无	无	正常	轻度	轻度	正常	正常	正常	无	无	无	无	无	无	无	无	无
XXX	男	59	0.5	无	无	无	无	正常	正常	无	无	正常	轻度	轻度	正常	正常	正常	无	无	无	无	无	无	无	无	无
XXX	男	75	0.37	有	有	无	无	正常	轻度	有	无	正常	轻度	轻度	正常	正常	正常	无	无	有	无	无	有	无	无	无
XXX	男	60	0.33	无	无	无	无	正常	轻度	有	无	正常	轻度	轻度	正常	正常	正常	无	无	有	无	无	有	无	无	无
XXX	男	78	0.35	无	有	无	无	正常	轻度	有	无	正常	轻度	轻度	正常	正常	正常	无	无	无	无	无	有	无	无	无
XXX	男	67	0.41	无	无	无	无	正常	轻度	有	无	正常	轻度	轻度	正常	正常	正常	无	无	有	无	无	无	无	无	无
XXX	男	39	0.39	无	无	无	无	正常	轻度	无	无	正常	轻度	轻度	正常	正常	正常	无	无	无	无	无	有	无	有	无
XXX	男	65	0.33	无	无	无	无	正常	轻度	有	无	正常	轻度	轻度	中度	正常	正常	无	无	有	无	无	有	无	无	无

表 5－7 为对每个特征缺失值的处理方法的汇总。

表 5－7　　对于特征缺失值的处理方法

特征编号	Demo01	Demo02	Demo03	Dis01	Dis02	Dis03	Dis04	Dis05	Dis06	Dis07	Dis08	Dis09	Dis10	Dis11	Dis12
特征名称	姓名	性别	年龄	LVEF	主动脉瓣赘	主动脉瓣回	主动脉瓣开	主动脉瓣闭	估测主动脉	主动脉瓣狭窄	主动脉返流	左室收缩功	二尖瓣闭合	二尖瓣前叶	二尖瓣返流
特征类型	数值型/名目型	名目型	数值型	数值型	名目型	名目型	名目型	名目型	数值型	名目型	名目型	名目型	名目型	名目型	名目型
取值范围	名目型	男/女	0—100	0—1	有/无	有/无	有/无	有/无	0—100	轻度/中度/重度/轻中度/中重度/正常	轻度/中度/重度/轻中度/中重度/正常	有/无	有/无	轻度/中度/重度/轻中度/中重度/正常	轻度/中度/重度/轻中度/中重度/正常
缺失值处理	无缺失	无缺失	无缺失	缺失值用均值补充，均值为0.54	无缺失	无缺失	无缺失	无缺失		无缺失	无缺失	无缺失	无缺失	无缺失	无缺失
其他处理									缺失值占0.94，去除					有改为轻度，共6项	

5.3　模型学习及参数调优

根据超声心动图数据由医生将病患的心脏病病情严重程度分为五个等级：A、B、C、D、E（严重程度依次减弱），其中 A、B 等级的病患建议配合外科手术治疗。同时，我们为了提高模型分析的正确率，又请医生协助将病患的心脏病严重程度分为三个等级，分别为 L、M、S（严重程度依次增强）。其中 S 等级的病患建议配合外科手术治疗，同时对数据进行分割，采用十折交叉法和旁置法两种，以进一步选出正确率高的模型。

交叉验证法：是一种用来测试机器学习算法的数据划分方法，将样本数据集分成十等份，在其中选择九份用于对数据进行训练，一份用于对数据进行测试，循环迭代进行十次，记录试验结果。每次试验结束记录相应的准确率（或差错率），最后将十次执行的成果取平均值作为对算法模型的评估值。

旁置法：我们是将数据中术后对应的术前数据除去后所剩数据对半分，再将全部的术前数据归入训练集，术前术后对应数据应为校验集，但WEKA不支持，我们将校验数据并入训练集以提高模型学习的效果，下面统称为训练集。所有的147组数据被分为81组训练集数据（包括校验集），66组测试集数据。

5.3.1　随机森林模型

1. 随机森林模型分类

在 weka -> explorer -> Classify -> Choose -> trees -> RandomForest 中导入模型；选择分层十折交叉验证评估方法：分类器自动分配原数据中训练集和测试集的比例；点击 Use training set 导入训练集学习，学习完成后点击“Supplied test set”的“set”按钮，点击 Open files 从本地选择测试数据集文件进行导入；点击 start -> 在 Classifer Output 中显示输出，此时的模型即为训练后构建好的随机森林分类模型，如下图5－5所示。

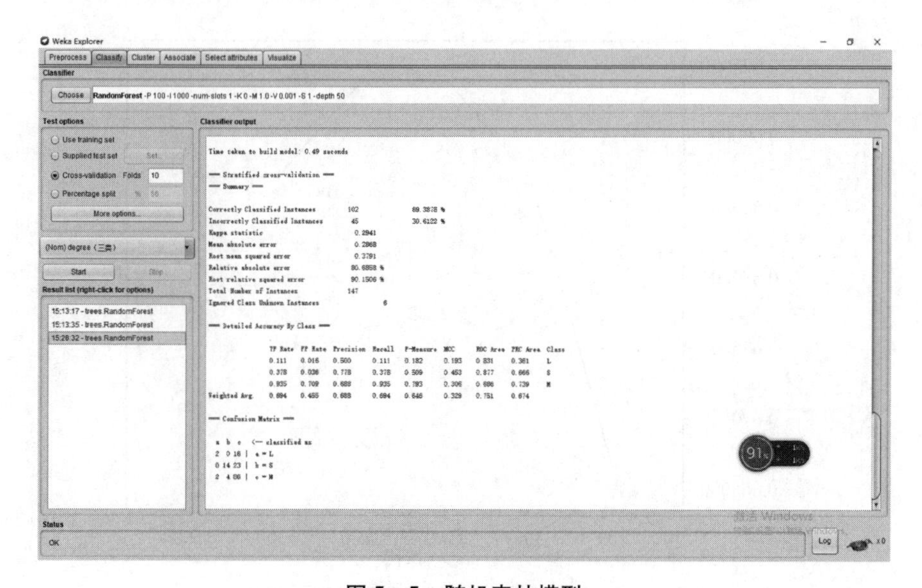

图5－5　随机森林模型

2. 模型调优

经过实验对比发现分级为 L、M、S 三类的正确率优于分级为 A、B、C、D、E 五类的，同时十折交叉验证也使模型的正确率得到了提升，故我们选择十折交叉验证的方法及三类的分级，如图 5－6 所示。

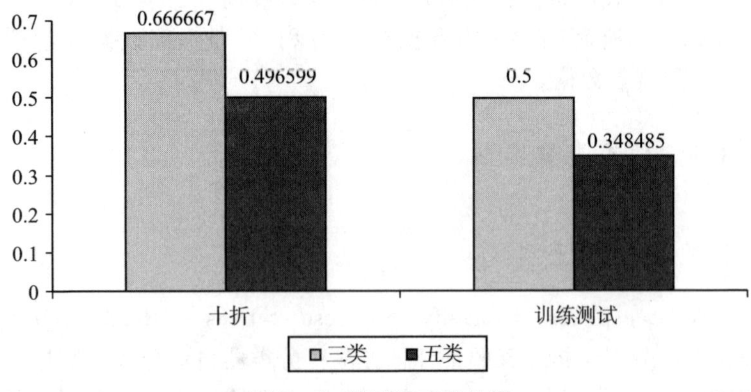

图 5－6　模型正确率比较

3. 参数调优

迭代数 numiterations，图 5－7 为更改迭代次数对正确率的影响的折线图。

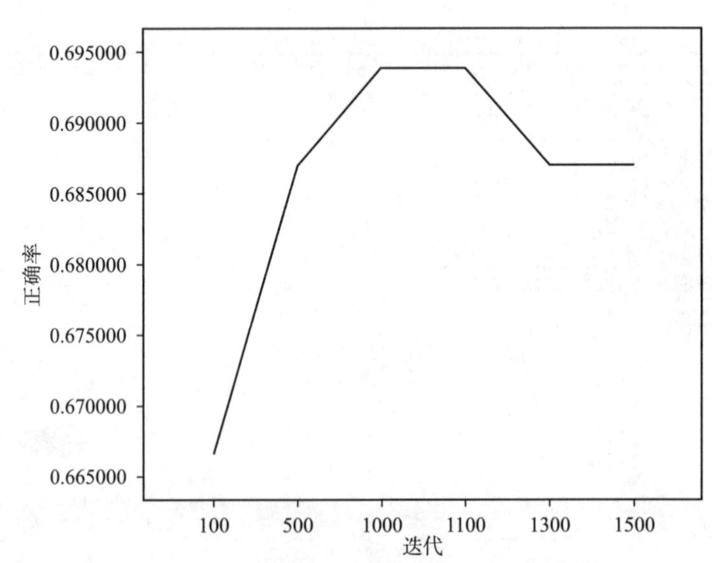

图 5－7　迭代次数改变对模型正确率的影响

种子数，图5-8为在迭代次数为1000的情况下，更改种子数对正确率的影响的折线图。

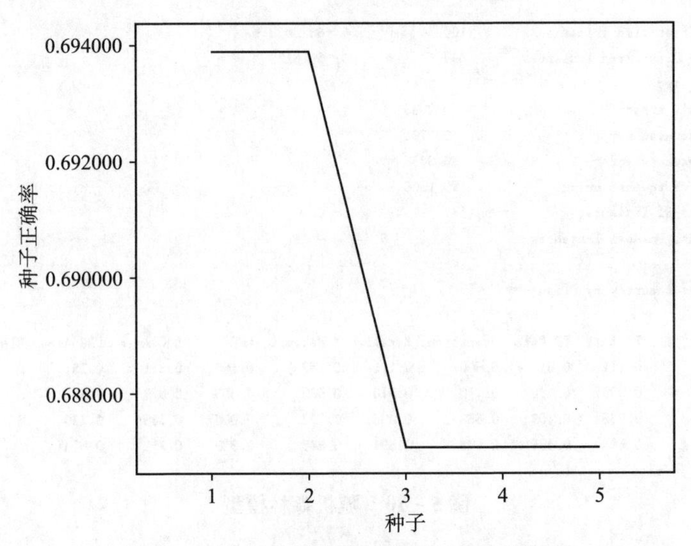

图5-8　种子数的改变对模型正确率的影响

树的深度，图5-9为迭代次数为1000，种子数为1的情况下，更改深度对准确率的影响的折线图。

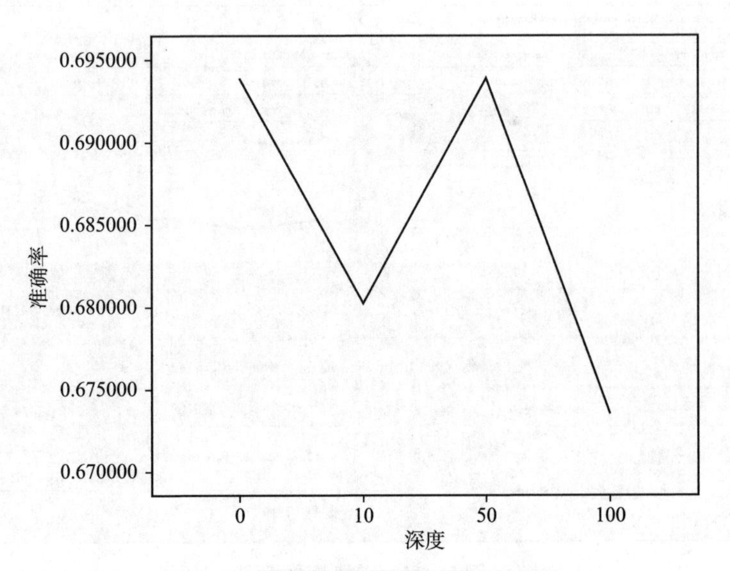

图5-9　树的深度对模型正确率的影响

经过模型参数调优在随机森林模型下最优时正确率为69.3878%，其迭代次数1000次，其余参数保持默认值，如图5-10所示。

```
Correctly Classified Instances         102               69.3878 %
Incorrectly Classified Instances        45               30.6122 %
Kappa statistic                          0.2941
Mean absolute error                      0.2868
Root mean squared error                  0.3791
Relative absolute error                 80.6858 %
Root relative squared error             90.1506 %
Total Number of Instances              147
Ignored Class Unknown Instances                  6

=== Detailed Accuracy By Class ===

                 TP Rate  FP Rate  Precision  Recall   F-Measure  MCC      ROC Area  PRC Area  Class
                 0.111    0.016    0.500      0.111    0.182      0.193    0.831     0.361     L
                 0.378    0.036    0.778      0.378    0.509      0.453    0.877     0.666     S
                 0.935    0.709    0.688      0.935    0.793      0.306    0.686     0.739     M
Weighted Avg.    0.694    0.455    0.688      0.694    0.646      0.329    0.751     0.674
```

图5-10 随机森林模型

在最优的随机森林的模型下S级的ACC值为75.817%（阈值0.2212），ROC曲线面积为0.8765，如图5-11所示。

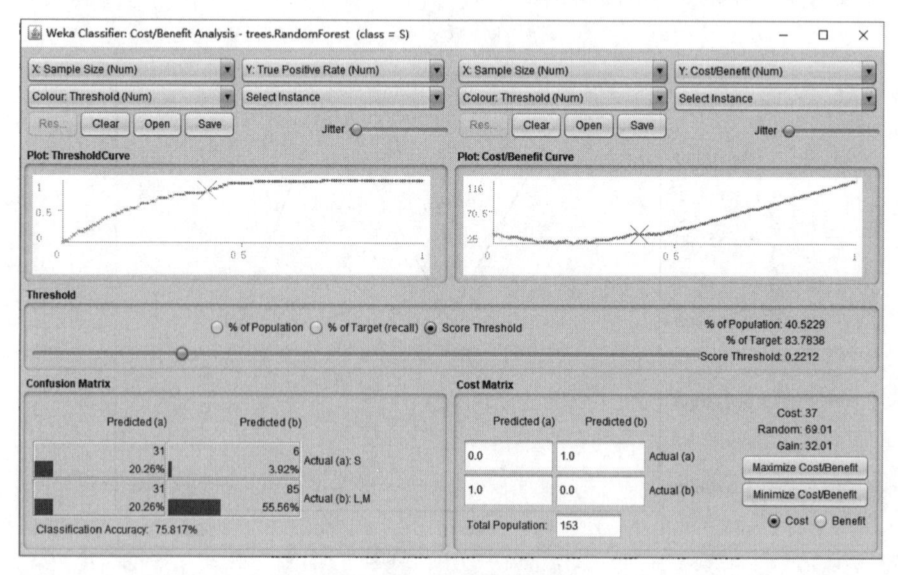

图5-11 随机森林模型

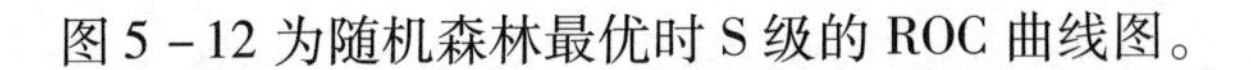

图5-12为随机森林最优时S级的ROC曲线图。

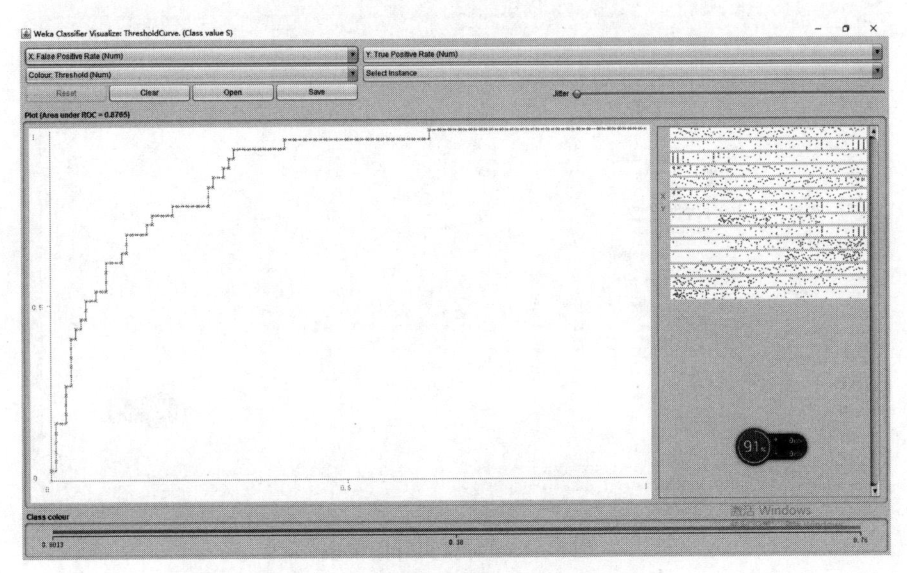

图5-12　随机森林模型S级ROC曲线

5.3.2　朴素贝叶斯模型

1. 朴素贝叶斯模型分类

在weka -> explorer -> Classify -> Choose -> bayes中导入模型；选择分层十折交叉验证评估方法：分类器自动将原数据中包含的训练集数据和测试集数据按照比例分配；点击Use training set导入训练集学习，学习完成后点击Supplied test set的set按钮，点击Open files从本地选择测试数据集文件进行导入；点击start -> 在Classifer Output中显示输出，此时的模型即为构建好的贝叶斯分类模型。图5-13为朴素贝叶斯模型。

2. 模型调优

经过实验对比发现分级为L、M、S三类的正确率优于分级为A、B、C、D、E五类的，同时十折交叉验证也使模型的正确率得到了提升，故我们选择十折交叉验证的方法及三类的分级，如图5-14所示。

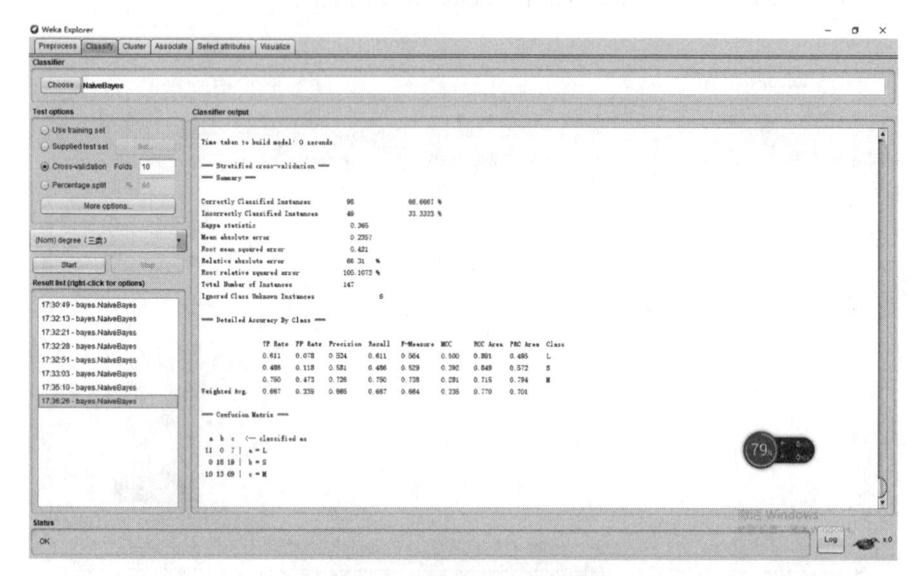

图 5 - 13　朴素贝叶斯模型

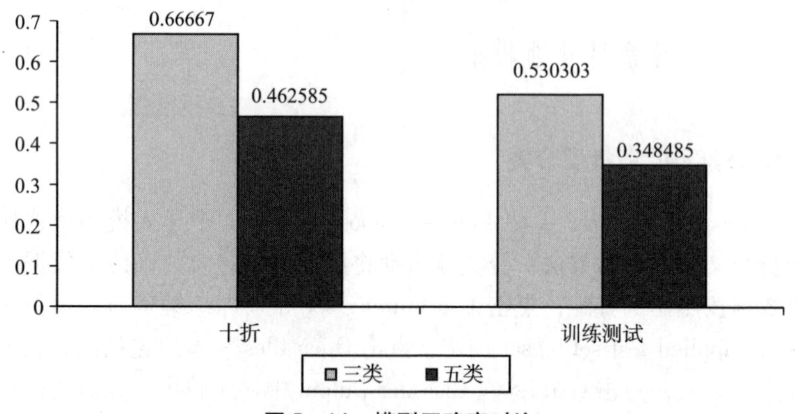

图 5 - 14　模型正确率对比

3. 参数调优

用于在模型中输出的小数位数（numDecimalPlaces），如图 5 - 15 为小数位数改变对模型正确率的影响的折线图。

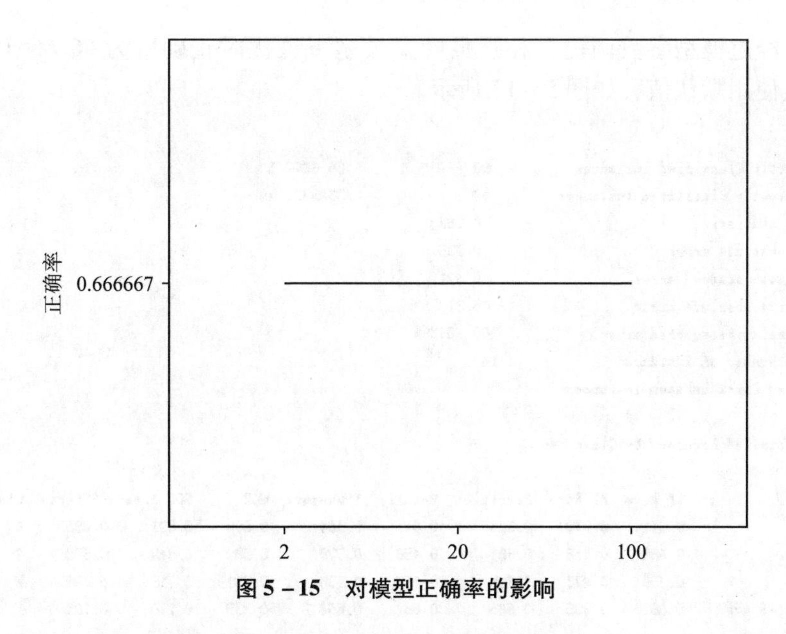

图 5－15　对模型正确率的影响

要处理的实例数（batchSize），图 5－16 为小数位数为 2 的情况下，要处理的实例数的改变对模型正确率的影响的折线图。

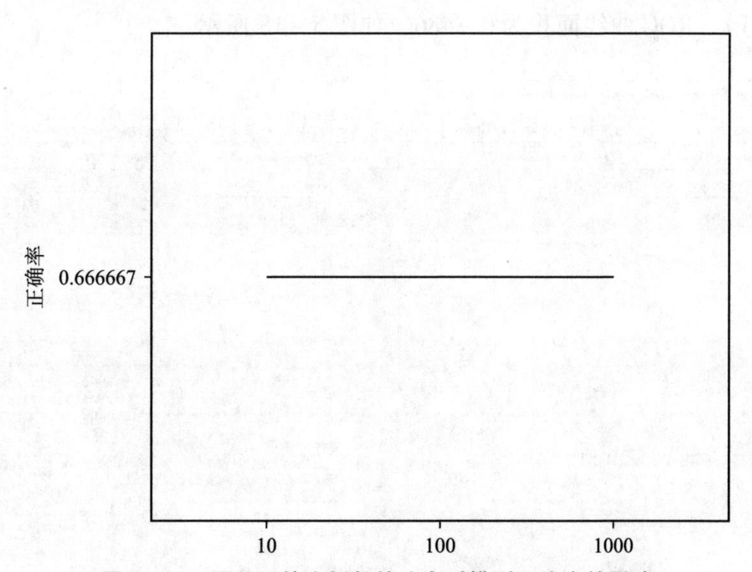

图 5－16　要处理的实例数的改变对模型正确率的影响

经过模型参数调优在朴素贝叶斯模型下最优时正确率为 66.6667%，参数使用默认值，如图 5 –17 所示。

```
Correctly Classified Instances          98               66.6667 %
Incorrectly Classified Instances        49               33.3333 %
Kappa statistic                          0.365
Mean absolute error                      0.2357
Root mean squared error                  0.421
Relative absolute error                 66.31   %
Root relative squared error            100.1073 %
Total Number of Instances              147
Ignored Class Unknown Instances                  6

=== Detailed Accuracy By Class ===
```

	TP Rate	FP Rate	Precision	Recall	F-Measure	MCC	ROC Area	PRC Area	Class
	0.611	0.078	0.524	0.611	0.564	0.500	0.891	0.495	L
	0.486	0.118	0.581	0.486	0.529	0.392	0.849	0.572	S
	0.750	0.473	0.726	0.750	0.738	0.281	0.715	0.794	M
Weighted Avg.	0.667	0.335	0.665	0.667	0.664	0.335	0.770	0.701	

图 5 –17　朴素贝叶斯模型

在最优朴素贝叶斯模型下 S 级的 ACC 值为 82.3529%（阈值 0.2751），ROC 曲线面积为 0.8486，如图 5 –18 所示。

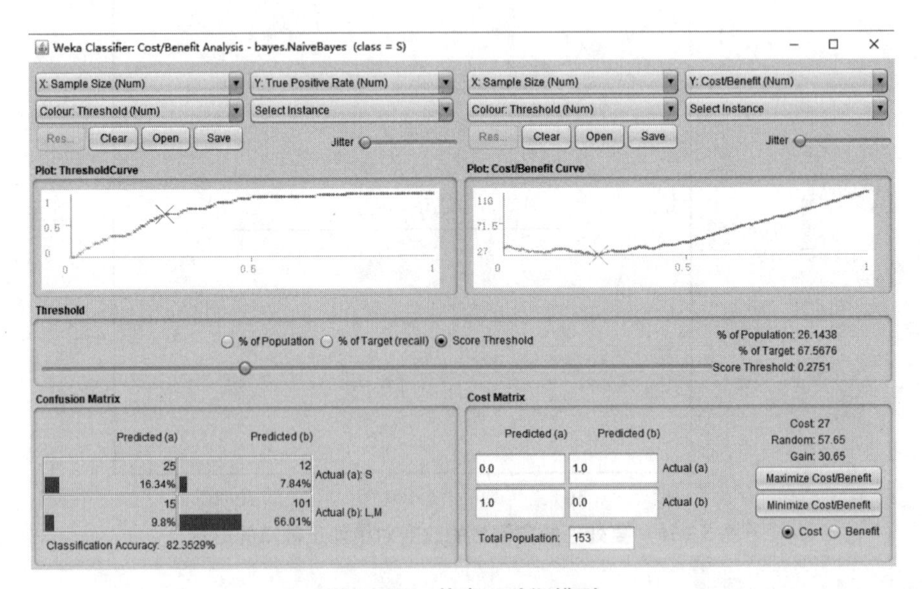

图 5 –18　朴素贝叶斯模型

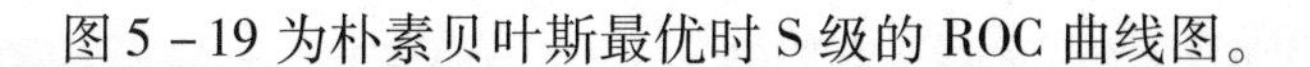

图5-19为朴素贝叶斯最优时S级的ROC曲线图。

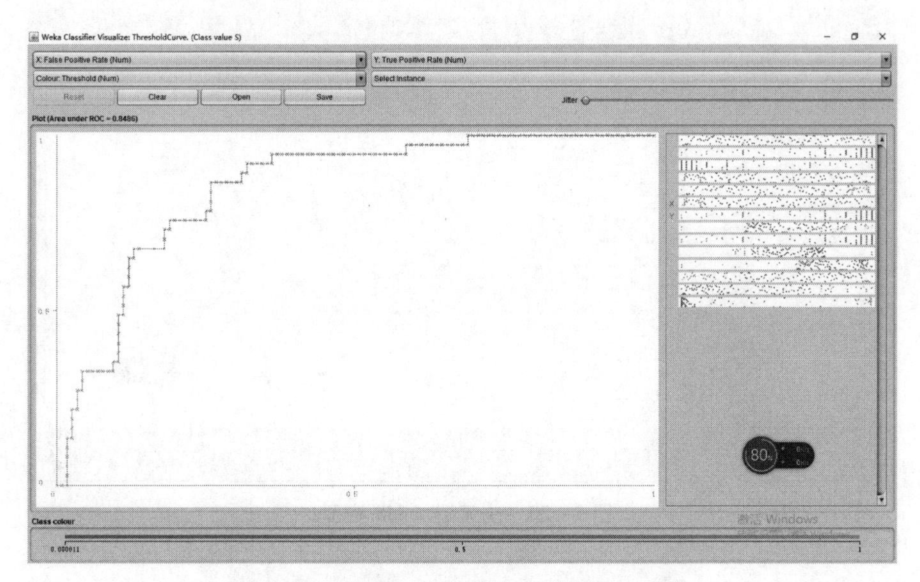

图5-19 朴素贝叶斯模型S级的ROC曲线

5.3.3 决策树模型

1. 决策树模型分类

选择weka -> explorer -> Classify -> Choose -> trees -> J48导入模型；点击Use training set导入训练集学习，学习完成后点击“Supplied test set”的“set”按钮，点击Open files从本地选择测试数据集文件进行导入；点击“Use training set”导入训练集数据进行模型学习，模型学习完成后，点击“Supplied test set”的set按钮，点击Open files选择测试集文件导入；点击“start -> 在Classifer Output”显示输出，此时的模型即为构建好的决策树分类模型（见图5-20）。

2. 模型调优

经过实验对比发现分级为L、M、S三类的正确率优于分级为A、B、C、D、E五类的，同时十折交叉验证也使模型的正确率得到了提升，故我们选择十折交叉验证的方法及三类的分级，如图5-21所示。

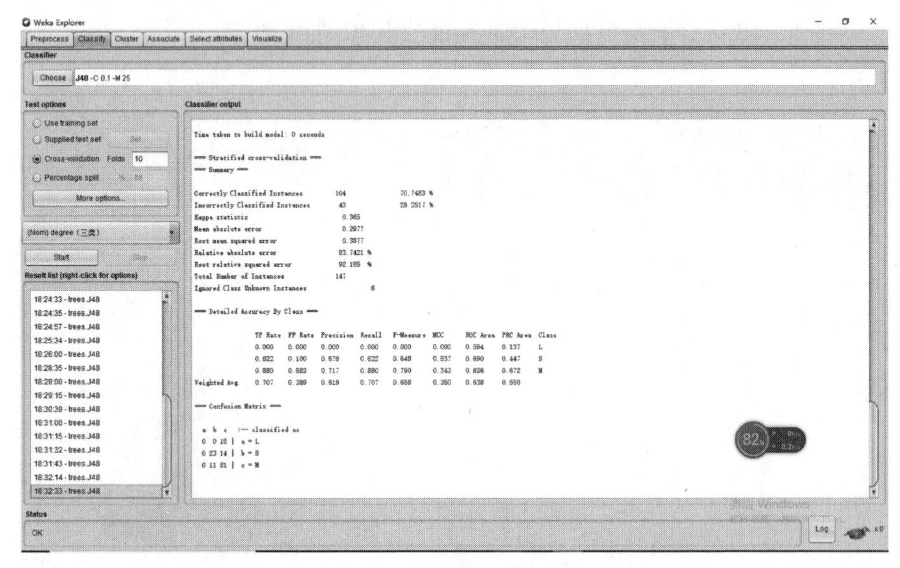

图 5－20　决策树（J48 模型）

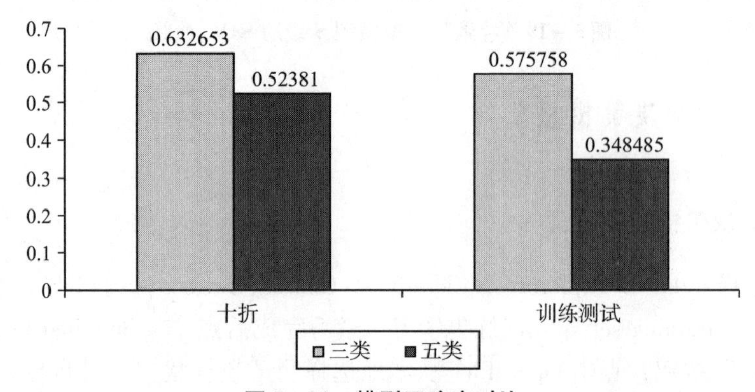

图 5－21　模型正确率对比

3. 参数调优

实例数（batchSize），图 5－22 为实例数对正确率的影响的折线图。

置信因子（confidenceFactor），图 5－23 为实例数是 3 的情况下，置信因子对正确率的影响的折线图。

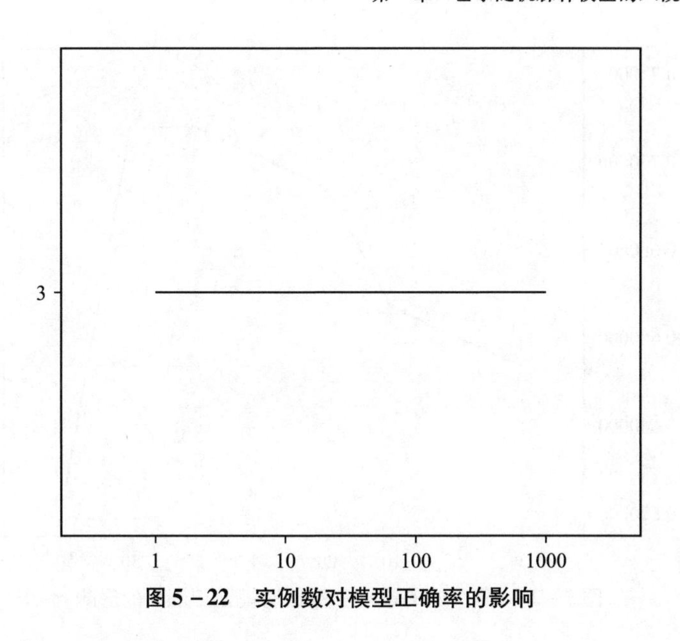

图5-22 实例数对模型正确率的影响

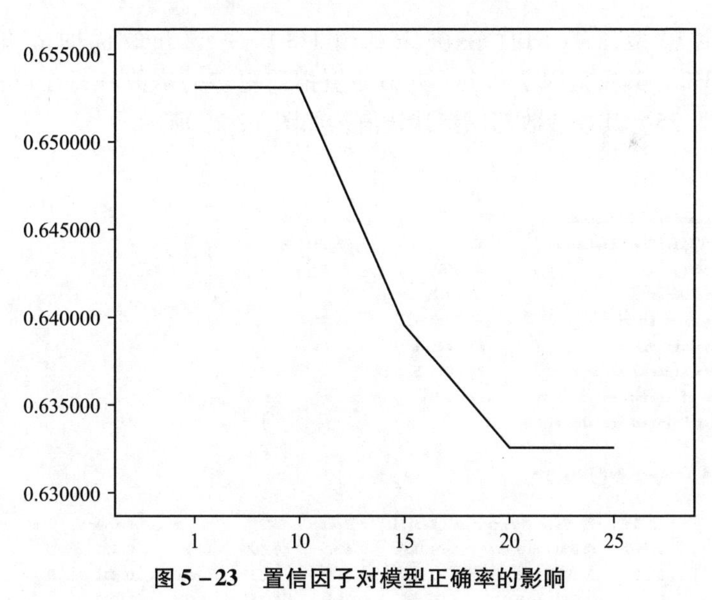

图5-23 置信因子对模型正确率的影响

每个叶的最小实例个数（minNumObj），图5-24为实例数是3，置信因子为0.31的情况下，每个叶的最小实例数对正确率的影响的折线图。

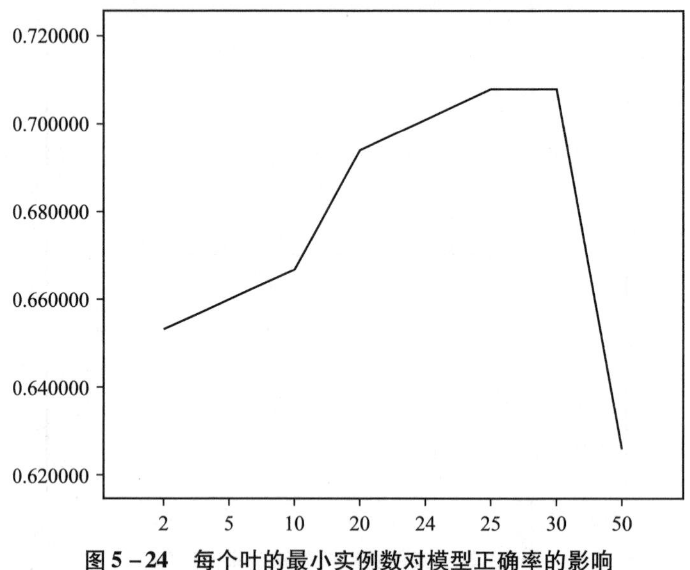

图 5-24 每个叶的最小实例数对模型正确率的影响

经过模型参数调优在决策树（J48）模型下最优时正确率为70.7483%，其置信因子0.1（更小的值招致更多的修剪）每个叶的最小实例数为25，其余参数都保持默认值，如图5-25所示。

```
Correctly Classified Instances        104               70.7483 %
Incorrectly Classified Instances       43               29.2517 %
Kappa statistic                         0.365
Mean absolute error                     0.2977
Root mean squared error                 0.3877
Relative absolute error                83.7421 %
Root relative squared error            92.185  %
Total Number of Instances             147
Ignored Class Unknown Instances                  6

=== Detailed Accuracy By Class ===
```

	TP Rate	FP Rate	Precision	Recall	F-Measure	MCC	ROC Area	PRC Area	Class
	0.000	0.000	0.000	0.000	0.000	0.000	0.594	0.137	L
	0.622	0.100	0.676	0.622	0.648	0.537	0.690	0.447	S
	0.880	0.582	0.717	0.880	0.790	0.343	0.626	0.672	M
Weighted Avg.	0.707	0.389	0.619	0.707	0.658	0.350	0.638	0.550	

图 5-25 决策树 J48 模型

在最优J48模型下S级的ACC值为8.6601%（阈值0.6452），ROC

曲线面积为 0. 6902，如图 5 - 26 所示。

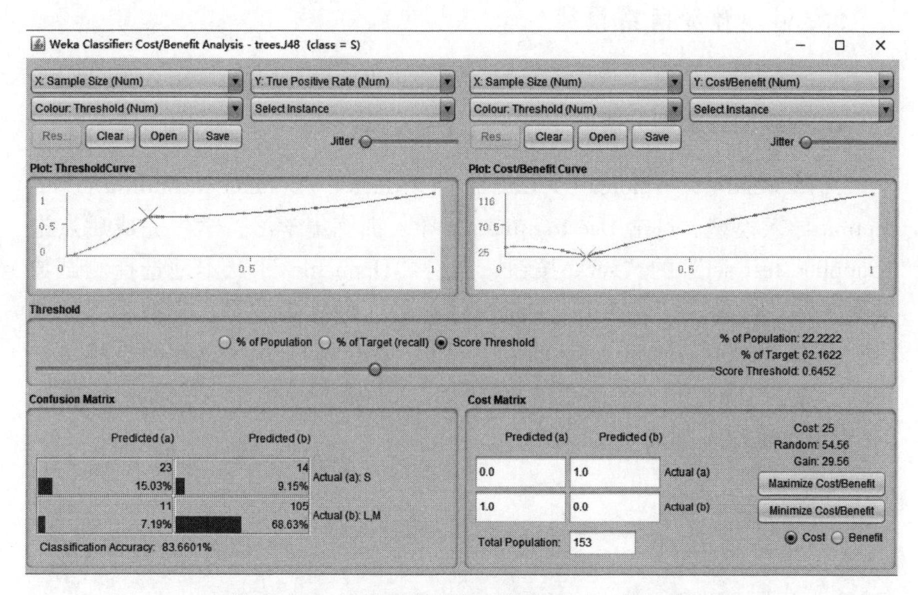

图 5 - 26　J48 模型 S 级的阈值及 acc 最优值

图 5 - 27 为 J48 模型下 S 级 ROC 曲线图。

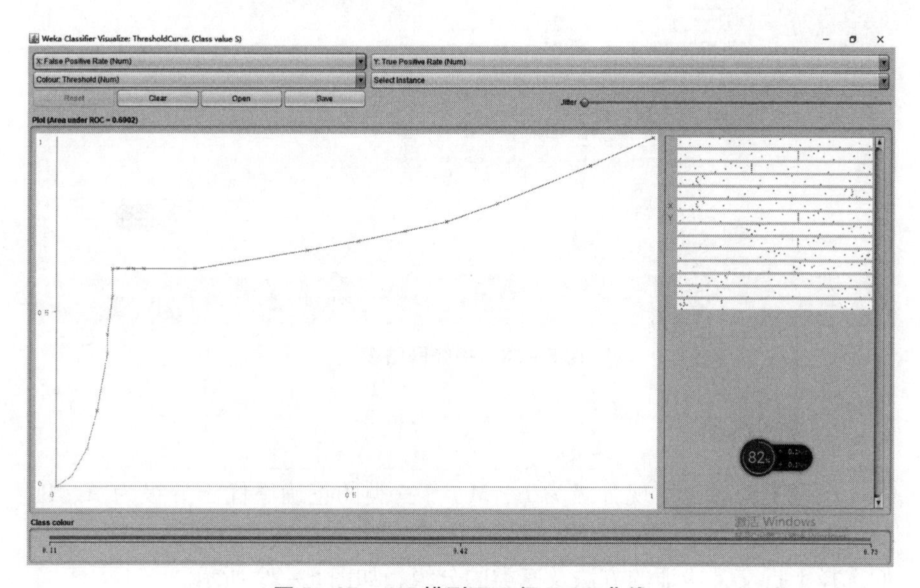

图 5 - 27　J48 模型下 S 级 ROC 曲线

5.3.4 神经网络模型

1. 神经网络模型分类

选择 weka -> explorer -> Classify -> Choose -> functionsMultilayerPerceptron 导入模型；点击 Use training set 导入训练集学习，学习完成后点击“Supplied test set”的“set”按钮，点击“Open files”从本地选择测试数据集文件进行导入；点击 Use training set 导入训练集学习，模型学习完成后，点击“Supplied test set”的 set 按钮，点击 Open files 选择测试集文件导入，点击 Open files 选择测试集文件导入；点击 start -> 在 Classifer Output 中显示输出，如图 5－28 所示。

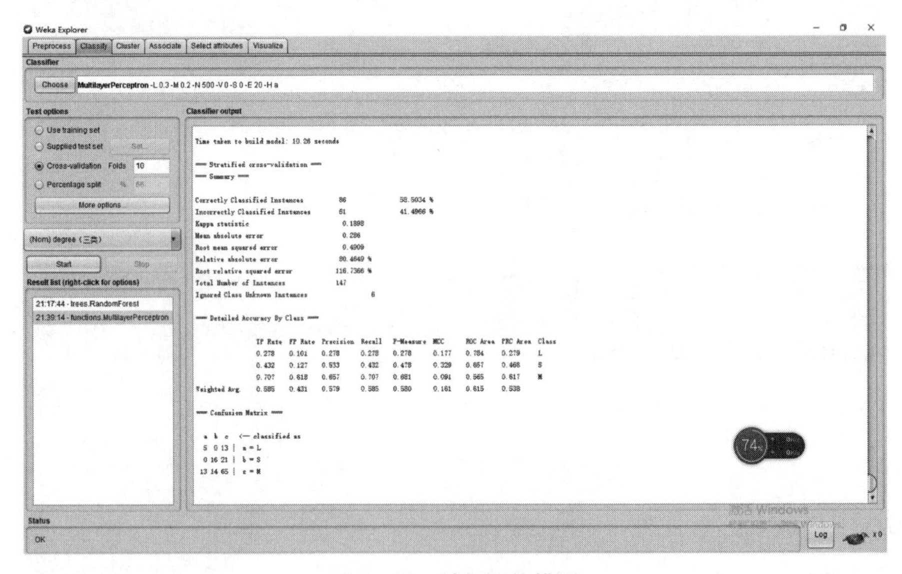

图 5－28 神经网络模型

2. 模型调优

经过实验对比发现分级为 L、M、S 三类的正确率优于分级为 A、B、C、D、E 五类的，同时十折交叉验证也使模型的正确率得到了提升，故我们选择十折交叉验证的方法及三类的分级，如图 5－29 所示。

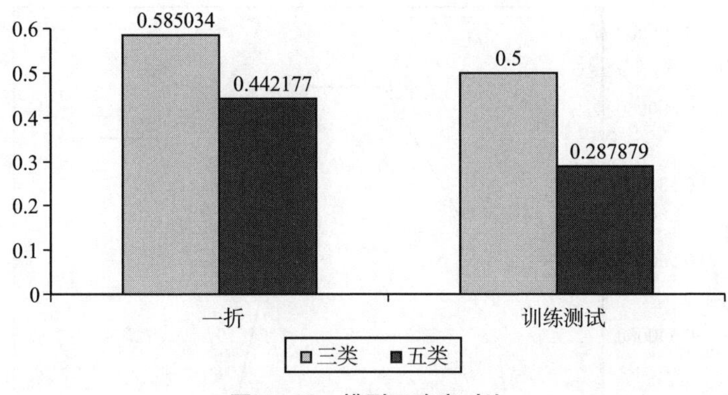

图 5 – 29　模型正确率对比

3. 参数调优

更新权重的数量（learningRate），图 5 – 30 为更新权重的数量改变对模型正确率的影响的折线图。

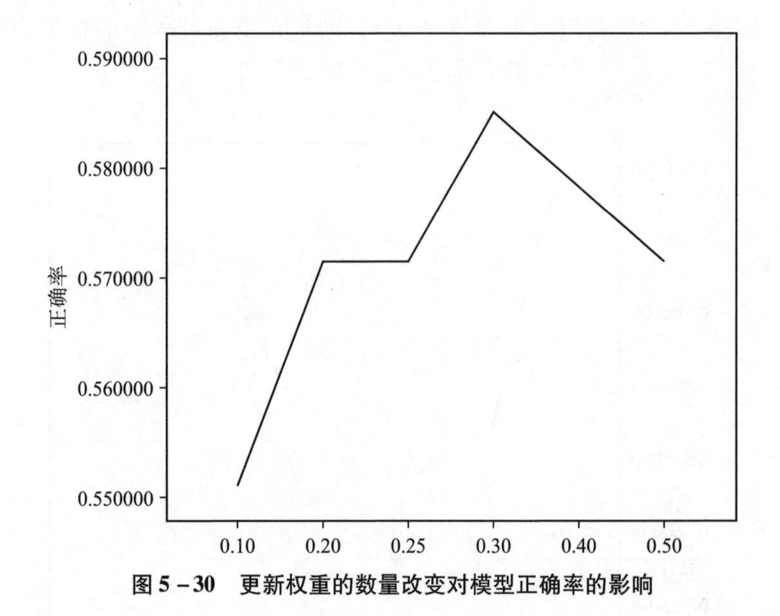

图 5 – 30　更新权重的数量改变对模型正确率的影响

在更新过程中的权重（momentum），图 5 – 31 为更新权重的数量是 0.3 时，动量在更新过程中的权重改变对模型正确率影响的折线图。

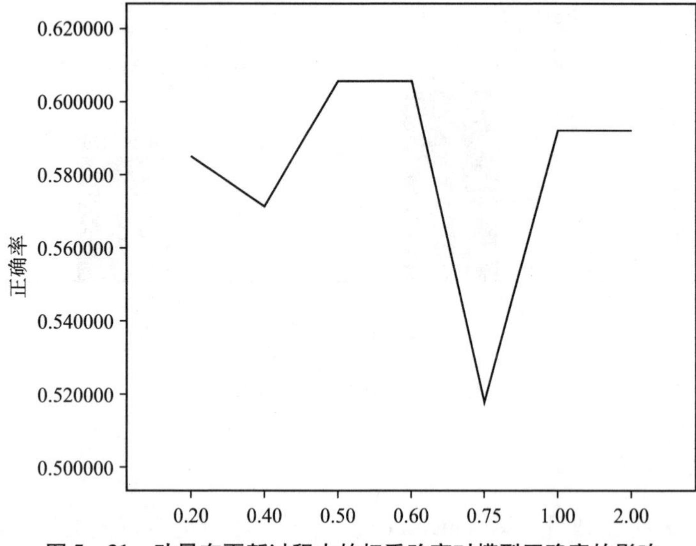

图 5－31　动量在更新过程中的权重改变对模型正确率的影响

图 5－32 为更新权重的数量是 0.3，动量在更新过程中的权重为 0.5 时，种子数（seed）对模型正确率的影响的折线图。

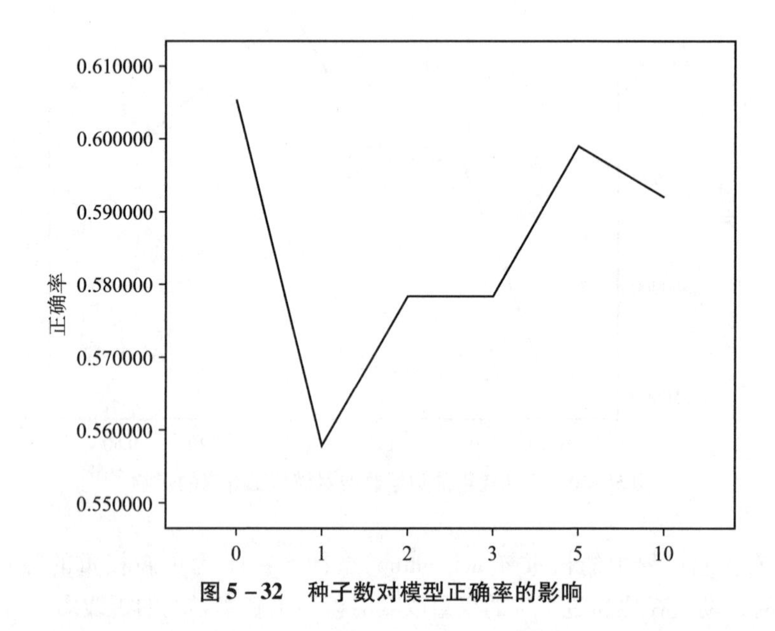

图 5－32　种子数对模型正确率的影响

经过模型参数调优在神经网络模型下最优时正确率为 60.5442%，其更新权重的数量（learningRate）0.3，动量在更新过程中的权重（momentum）为 0.5，其余参数保持默认值，如图 5－33 所示。

```
Correctly Classified Instances          89               60.5442 %
Incorrectly Classified Instances        58               39.4558 %
Kappa statistic                          0.2097
Mean absolute error                      0.2641
Root mean squared error                  0.4694
Relative absolute error                 74.2849 %
Root relative squared error            111.619  %
Total Number of Instances              147
Ignored Class Unknown Instances                  6

=== Detailed Accuracy By Class ===
```

	TP Rate	FP Rate	Precision	Recall	F-Measure	MCC	ROC Area	PRC Area	Class
	0.222	0.062	0.333	0.222	0.267	0.192	0.786	0.299	L
	0.459	0.145	0.515	0.459	0.486	0.327	0.670	0.461	S
	0.739	0.618	0.667	0.739	0.701	0.127	0.561	0.606	M
Weighted Avg.	0.605	0.431	0.588	0.605	0.594	0.185	0.616	0.532	

图 5－33　最优的神经网络模型

在最优神经网络模型下 S 级的 ACC 值 78.4314%（阈值 0.9081），ROC 曲线面积为 0.6699，如图 5－34 所示。

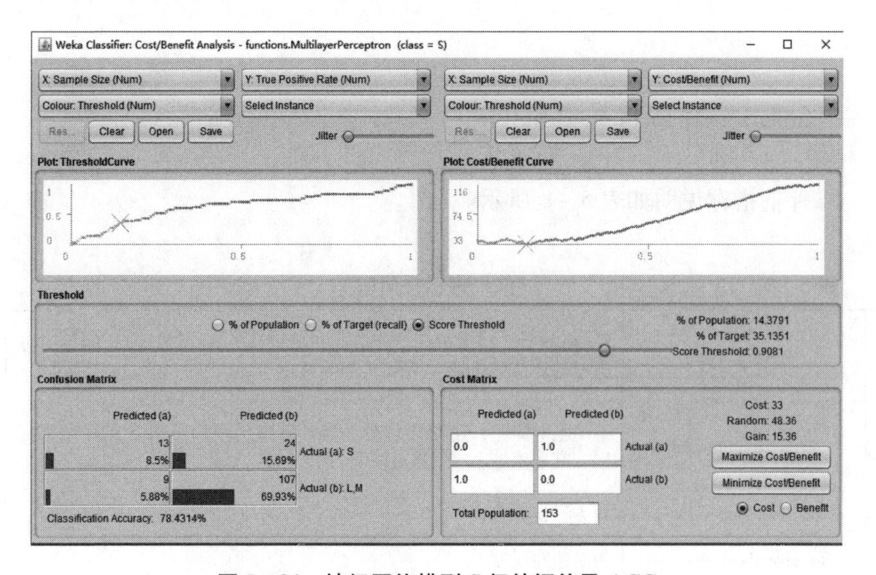

图 5－34　神经网络模型 S 级的阈值及 ACC

图 5－35 为神经网络模型 S 级 ROC 曲线。

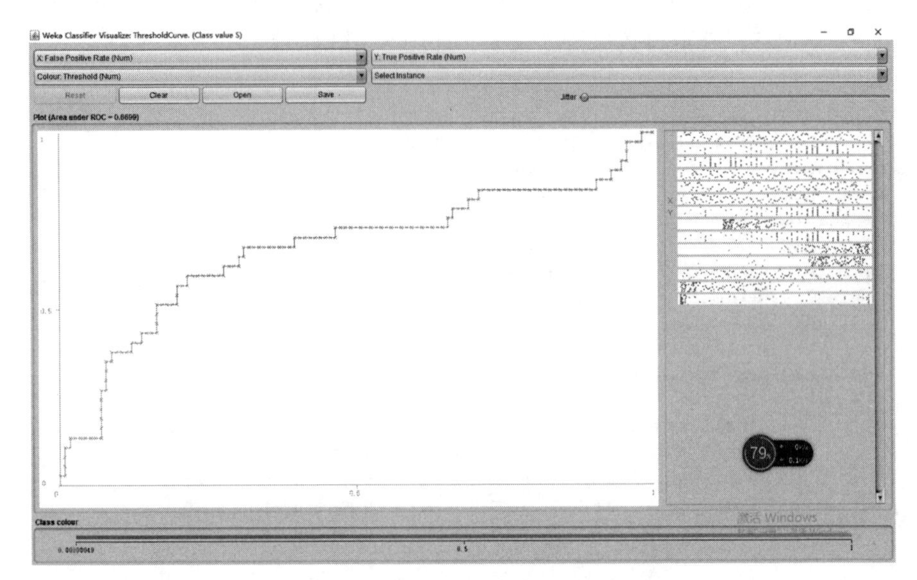

图 5－35　神经网络模型 S 级 ROC 曲线

5.4　模型评估

5.4.1　评估指标说明

评估指标说明如表 5－8 所示。

表 5－8　　结果指标说明表

Kappa statistic	Kappa 统计，该参数比较分类器和随机分类器作的区别，得到对分类器的评判估计值
Mean absolute error	平均绝对误差，用来评估分类器计算值的预测结果和实际结果区别，其取值越小表明越好
Root mean squared error	均方根误差
Relative absolute error	相对绝对误差

续表

Root relative squared error	相对平方根误差
TP Rate	正（真）阳率
FP Rate	假阳率
Precision	精准度，precision = TP/(TP + FP)
Recall	召回率，recall = TP/(TP + FN)
F – Measure	F值，越大证明精准度和召回率都相对较高，F = 2 × 召回率 × 准确率/(召回率 + 准确率)
ROC	ROC曲线定义为工作特征曲线与接收器操作特性曲线的比率，曲线下的面积越大，说明结果越好
Accuracy	准确率描述了分类器对样本集的分类的性能。accuracy = (TP + TN)/(P + N)

5.4.2　模型评估结果

模型评估结果如表5 –9所示。

表5 –9　　效果评估

	随机森林（%）	决策树（J48）（%）	朴素贝叶斯（%）	神经网络（%）
Correctly	69.3978	70.7583	66.6667	60.5442
TP Rate	0.694	0.707	0.667	0.605
FP Rate	0.455	0.389	0.335	0.431
Precision	0.688	0.619	0.665	0.588
Recall	0.694	0.707	0.667	0.605
F值	0.646	0.658	0.664	0.594
Roc曲线的面积	0.751	0.638	0.770	0.616
Accuracy	75.817	83.6601	82.3529	78.4314
阈值	0.2212	0.6452	0.3440	0.9081

（1）在对不同模型的入院风险预测分析中，朴素贝叶斯模型的正确率低于其余三种模型，从TP rate、recall、accurary的角度看决策树模型均高

于神经网络模型和贝叶斯模型及随机森林模型。四种模型的正确分类个数都比较高（见图5－36）。

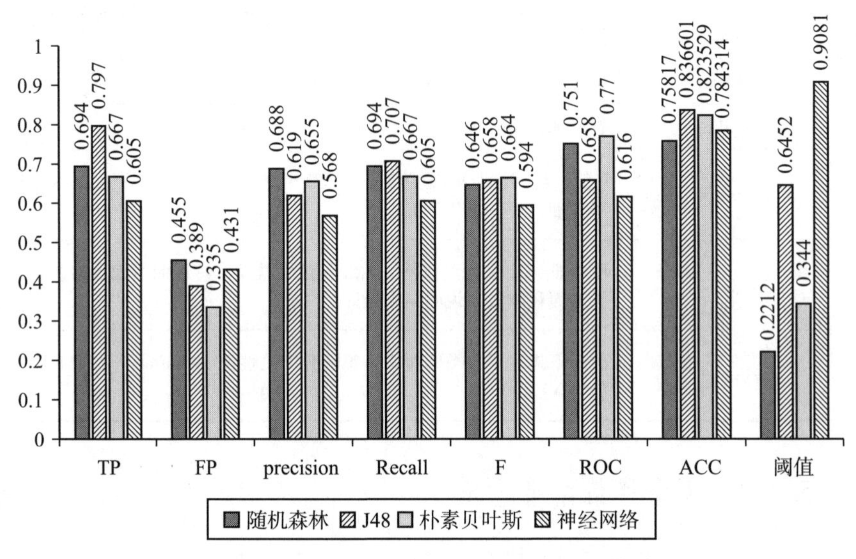

图5－36　各个模型在不同指标下的比较

（2）在基于预测的诊断分析中，从整体来看三种分类器模型都有较好的准确率，但是从结果的混淆矩阵比较，决策树模型的正确率好于神经网络模型，而朴素贝叶斯模型的正确率低于其他几种模型。从ROC值和F值的综合评估指标看，随机森林方法的综合表现最稳定，是本次实验的最优选择。

5.5　实验总结

在本部分我们要对机器学习的效果进行评估，首先我们通过医生的经验对特征进行构建得到了79个特征向量，然后利用weka机器学习进行模型训练，在比较了各模型的诊断准确率、F值等，发现决策树模型准确率高达70.5873%，分类精准性最好。

通过本次研究，得出的决策建议和结论是：

（1）在数据量足够大的情况下，随机森林的正确率较高，在数据量较小的情况下，决策树的正确率较高。

（2）心脏病影响因素的最重要的特征属性是：LVEF、主动脉瓣狭窄，以及左心室收缩功能减低等。

（3）分离数据的方法有旁置法和交叉验证法，数据量较少的情况下选择交叉验证法，预测效果更好。

5.6　本章小结

本章首先对随机森林模型进行简要的介绍，介绍了随机森林模型的算法过程、原理、特征选取方法等，以及在 WEKA 中随机森林模型的各项参数及对应含义。还介绍了心脏病入院风险预测的过程，包括问题的定义、数据预处理、模型的选择、模型的学习及参数调优、模型的评估等步骤。其中，数据预处理工作对本次实验至关重要，在对常见的心脏病类型进行整理后，又将入院风险分为高、中、低三级，提高了预测的正确率，实验证明入院风险分为三级实验效果更好，也更贴近应用需求。

第 6 章

心脏病辅助诊断原型系统实现

6.1 背景及功能

目前，各大医院中对信息系统的应用已经非常普遍，但现在大部分信息系统的功能主要在于简化就医流程，节省就医排队时间，提高就医效率。而对于人工智能在医院就诊过程中的应用还处于探索阶段，各类医疗系统缺乏对医学数据的深层分析挖掘，更缺少对医疗知识的自助获取功能的研究与开发。本章通过归纳总结出常见的心脏病类型和主要临床症状，研发医疗智能辅助诊断系统，用户可通过本系统选择相应病理症状，系统自动诊断出患者所患心脏病类型。

本系统属于心脏病自动诊断系统的一种，其主要功能如下：

（1）收集过往的医院心脏病患者就医的门诊医疗数据，并进行汇总、分类、编码等人工整理，然后根据知识库中的数据训练出智能辅助诊断模型。

（2）设计开发原型系统，用户选择的病症后，利用已经训练出来的诊断模型为用户提供科学而恰当的诊断结果和就医建议，从而帮患者及时了解自身的健康状况，为其节省就医时间，使病人可以根据自己的身体状况合理地进行就医。

6.2 开发环境

6.2.1 MyEclipse 开发平台

MyEclipse 作为企业级的程序研发平台，是一个功能非常丰富的 JavaEE 编程环境，其中包括完整的编码、测试与发布功能，完整支持 HTML，JSP，Javascript，MySQL 等心脏病辅助诊断系统所需要使用的技术模块。

6.2.2 JSP 页面技术

JSP 技术出现于 Servlet 之后，主要是为了解决 Servlet 中输出 HTML 代码慢等问题而产生的。JSP 技术相对来说比较简单，类似于 ASP、PHP 等这些脚本开发语言。JSP 所包含的语法有：注释性语言、元素脚本、动作指令等。

6.2.3 Java Bean 组件技术

Java Bean 是一种基于组件的技术开发方法，主要应用是实现具体业务方法的封装，以适合外部组件进行使用。Java Bean 可以通过前端 JSP 或者其他的类进行调用。Java Bean 组件实际上是一些类，这些类中包括属性和操作这些属性和方法。

6.2.4 数据库软件 MySQL

MySQL 数据库不仅能够支持关键性任务执行、高负载的生产系统，也可以融入一个复杂配置的软件当中。

6.2.5 Web 服务器 Tomcat

Tomcat 是 Apache 的子项目，是一个支持 JSP 技术与 Servlet 技术的服务器，它同时又是一个 WEB 运行环境，能够响应来自客户端的并发访问请求。Tomcat 运行的时候所占的硬件资源很小，可扩展性好，还支持负载设备平衡与邮件发送服务等开发系统常用的功能。Tomcat 作为一个面向中小型企业应用开发的轻量级的服务器，在应用开发和用户开发使用与访问不高的场景下应用很广泛，已成为开发 JSP 网页程序的最佳环境。在本系统中也选用的 Tomcat 进行系统的开发。

6.2.6 JDK

开发 J2EE 的系统依赖于安装 J2SE，该版 JDK 是开发任何 Java 系统必须安装的基础开发包，本系统选用 JDK1.8 的版本进行开发。

6.2.7 WEKA

WEKA 是一套完整的数据分析与处理工具、学习模型与算法和模型评估方法一体的环境，其中还包括可视化数据的用户图形界面，同时还可以比较评估不同的学习算法的性能。在 WEKA 中包括数据分析与挖掘问题的几乎所有方法，如回归性分析、聚类的方法、分类的方法、关联数据挖掘的方法以及属性的选择的方法等。

6.3 系统分析与设计

本系统主要分为四个部分：用户界面、数据库接口、BP 神经网络模型生成模块以及辅助诊断模块。

（1）用户包括一般普通用户（病人）和管理人员（医生、系统管理员）。游客用户通过注册成为系统内部用户，能够根据检查报告单上的特征来选择对应的特征值，通过自动诊断得到所患心脏病的类型，并能够查看自己的历史诊断结果、浏览各种心脏病的病理介绍。管理员用户可以查看所有的诊断结果，还可以添加、删除、查询及修改报告信息，而且管理员还需要管理普通用户的信息。

（2）普通用户功能主要包括病理介绍、自动诊断预测和历史诊断结果查看三部分功能。

（3）管理员界面包括病例信息维护和用户信息维护两部分。

6.3.1　系统用例分析

根据系统分析的内容，我们抽取出本系统的用例，具体如图6－1所示。根据上述用例图，对涉及的用例进行用例描述，如表6－1、表6－2所示。

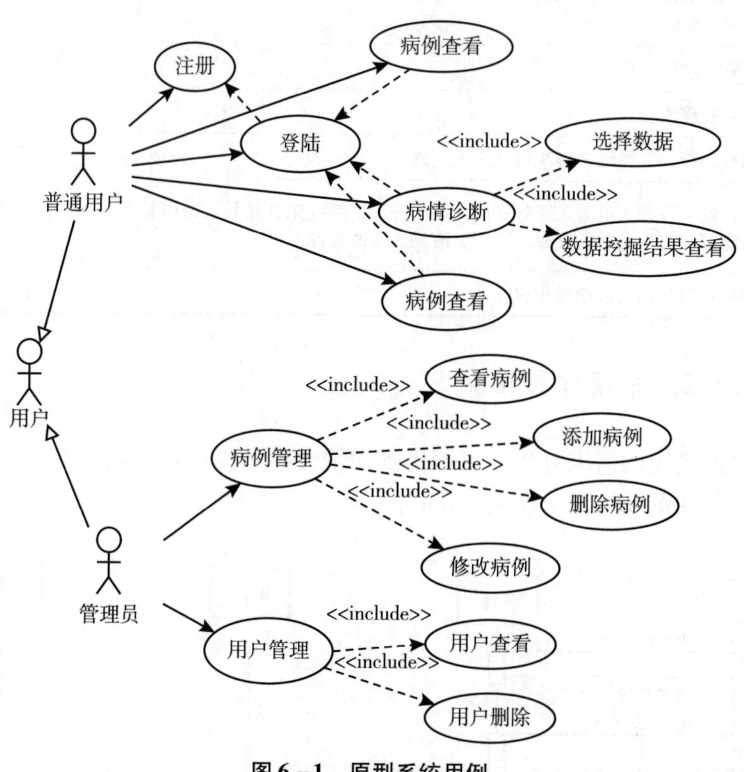

图6－1　原型系统用例

表6－1　病情诊断用例

用例编号：A01
用例名称：病情诊断
参与人：普通用户
前置条件：用户已经成功注册并登录

续表

基本事件流：用户输入账号密码；点击登录；系统验证账号、密码；用户选择进行病情诊断；用户选择对应症状，点击诊断按钮进行诊断；系统将诊断结果存入数据库
异常事件流：尚未选择症状提交，系统提示无法诊断
后置条件：用户得到诊断结果，系统将结果存入数据库

表 6 –2　　病历管理用例

用例编号：A02
用例名称：病例管理
参与人：管理人员
前置条件：管理人员已成功注册且进入系统
基本事件流：管理人员输入账号密码；点击登录；系统验证账号、密码是否正确；管理人员选择报告管理，对病例进行查看、添加、清除、更改操作
后置条件：信息的增改删操作成功

6.3.2 系统行为分析

根据系统的需求分析，可以得到病情诊断过程的顺序图和病历管理的顺序图，如图 6 –2、图 6 –3 所示。

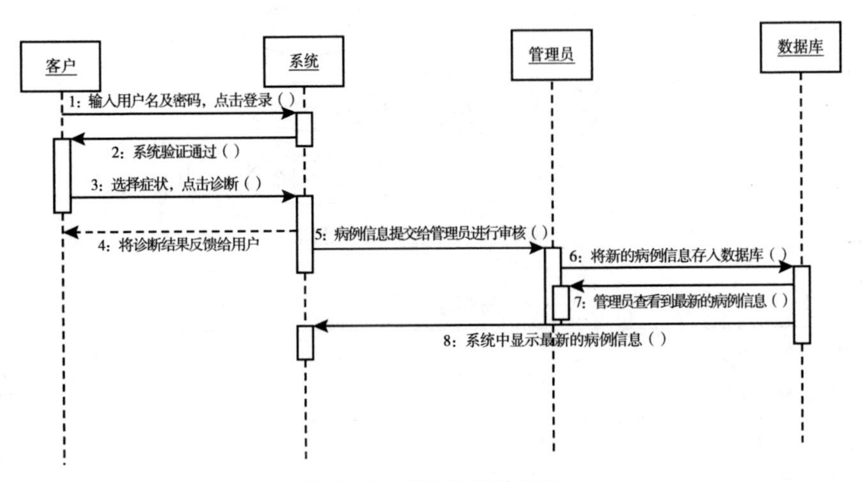

图 6 –2　病情诊断的顺序

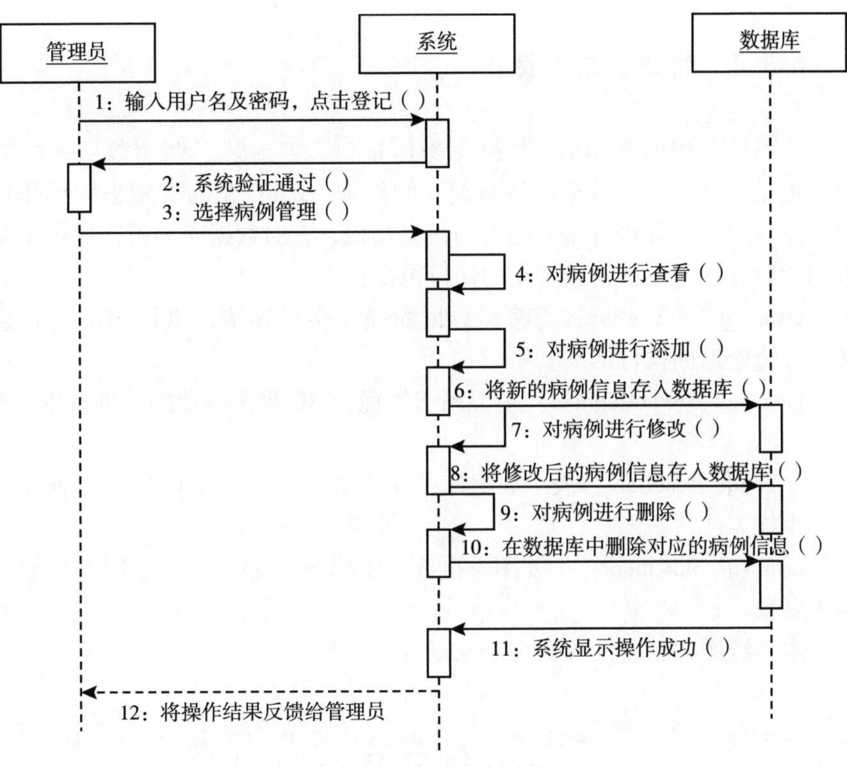

图6－3 病例管理的顺序

6.3.3 系统对象分析

根据系统需求分析的结果，可以得到系统的类图，如图6－4所示。

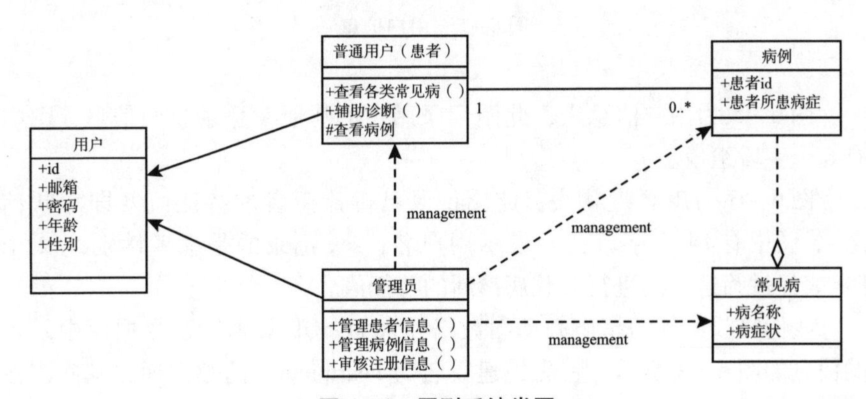

图6－4 原型系统类图

6.3.4 物理数据库设计

本系统所用的是 JDBC 数据库操作接口，它封装了调用数据库的接口，也是 java 程序与数据库进行交互的技术。JDBC 是 java 数据库操作规范，由一组由 java 语言编写的类与接口构成，它对数据库的操作提供了基本的相应方法。其中，最主要的接口包括：

java. sql. Connection：与特定数据库建立会话连接，执行 SQL 并在连接的环境中返回执行结果。

java. sql. DriverManager：主要用于管理 JDBC 程序驱动的一种基本 API 服务。

java. sql. ResultSet：表示数据库结果和表数据，通常由数据库查询的语句生成。

java. sql. Statement：主要用于执行声明的 SQL 服务，并返回其生成的结果对象。

本系统的数据设计如图 6 – 5 所示。

Column Name	Datatype	PK	NN	UQ	B	UN	ZF	AI	G	Default/Ex
id	INT(11)	☑	☑	☑	☐	☐	☐	☐	☐	
name	VARCHAR(45)	☐	☐	☐	☐	☐	☐	☐	☐	NULL
email	VARCHAR(45)	☐	☐	☐	☐	☐	☐	☐	☐	NULL
age	VARCHAR(45)	☐	☐	☐	☐	☐	☐	☐	☐	NULL
sex	VARCHAR(45)	☐	☐	☐	☐	☐	☐	☐	☐	NULL
password	VARCHAR(45)	☐	☐	☐	☐	☐	☐	☐	☐	NULL
		☐	☐	☐	☐	☐	☐	☐	☐	

图 6 – 5 用户信息

图 6 – 5 为用户信息表，此图记录用户的注册及登录方面信息，图中有 6 个字段组成。

图 6 – 6 为患者症状表，此图记录已确诊患者的特征值（即症状信息），图中有 14 个字段：id 表示用户名；sex 记录的是患者性别；12 个 Dis 表经过筛选后的进行心脏病诊断的特征值。

我们将收集到的超声心动图数据导入 MySQL 数据库，数据库中录入的信息如图 6 – 8 所示。首先，建立名为 heartpicture 的数据库；其次，在数据库内建立 report 表并编辑超声心动图表单属性 id、姓名、年龄、心脏病类型、特征结论；最终，将超声心动图报告单的信息录入数据库。实现过程如图6－7所示。

Column Name	Datatype	PK	NN	UQ	B	UN	ZF	AI	G	Default/Expression
id	INT(11)	☑	☑	☑	☐	☐	☐	☑	☐	
sex	VARCHAR(45)	☐	☐	☐	☐	☐	☐	☐	☐	NULL
Dis01	VARCHAR(45)	☐	☐	☐	☐	☐	☐	☐	☐	NULL
Dis08	VARCHAR(45)	☐	☐	☐	☐	☐	☐	☐	☐	NULL
Dis12	VARCHAR(45)	☐	☐	☐	☐	☐	☐	☐	☐	NULL
Dis14	VARCHAR(45)	☐	☐	☐	☐	☐	☐	☐	☐	NULL
Dis16	VARCHAR(45)	☐	☐	☐	☐	☐	☐	☐	☐	NULL
Dis22	VARCHAR(45)	☐	☐	☐	☐	☐	☐	☐	☐	NULL
Dis47	VARCHAR(45)	☐	☐	☐	☐	☐	☐	☐	☐	NULL

图6－6 患者症状

MySQL Table Editor

Table Name: report Database: heartpicture Comment: InnoDB free: 12288 kB

Columns and Indices | Table Options | Advanced Options

Column Name	Datatype	NOT NULL	AUTO INC	Flags	Default Value	Comment
id	INT(10)	✔	✔	☑ UNSIGNED ☐ ZEROFILL	NULL	
姓名	VARCHAR(45)	✔		☐ BINARY		
性别	VARCHAR(45)	✔		☐ BINARY		
年龄	VARCHAR(45)	✔		☐ BINARY		
心脏病类型	VARCHAR(45)	✔		☐ BINARY		
症状结论	TEXT	✔				

图6－7 建立 report 表单

id	姓名	性别	年龄	心脏病类型	症状结论
1	×××	男	73	主动脉瓣病变	主动脉瓣狭窄（轻-中度）并返流（轻度）...
2	×××	男	75	主动脉瓣病变	主动脉瓣狭窄（重度）并返流（中...
3	×××	男	58	主动脉瓣病变	主动脉瓣狭窄（重度）；二尖瓣返流（轻...
4	×××	男	67	主动脉瓣病变	主动脉瓣返流（中度）；二尖瓣返...
5	×××	男	60	主动脉瓣病变	主动脉瓣狭窄（中-重度）并返流（中度）...
6	×××	男	63	主动脉瓣病变	主动脉瓣狭窄（重度）；二尖瓣返流（轻...
7	×××	男	49	主动脉瓣病变	主动脉瓣返流（中度）；二尖瓣返流（轻...
8	×××	男	26	二尖瓣病变	二尖瓣前叶脱垂并返流（重度）；三尖瓣...
9	×××	男	49	二尖瓣病变	二尖瓣脱垂并返流（重度）；主动脉瓣返...
10	×××	男	39	左室壁节段性运动不良	二尖瓣返流（轻度）；三尖瓣返流（轻度...
11	×××	女	76	左室壁节段性运动不良	二尖瓣返流（轻度）；主动脉瓣硬...

图6－8 数据库中录入超声心动图信息部分截图

6.4 系统实现

6.4.1 Web 端原型系统

如图 6 – 9 注册界面：用户通过填写自己的邮箱地址、名字、密码、性别及选择是一般用户（病人）还是管理人员（医生）的身份后，点击“提交”按钮完成注册。

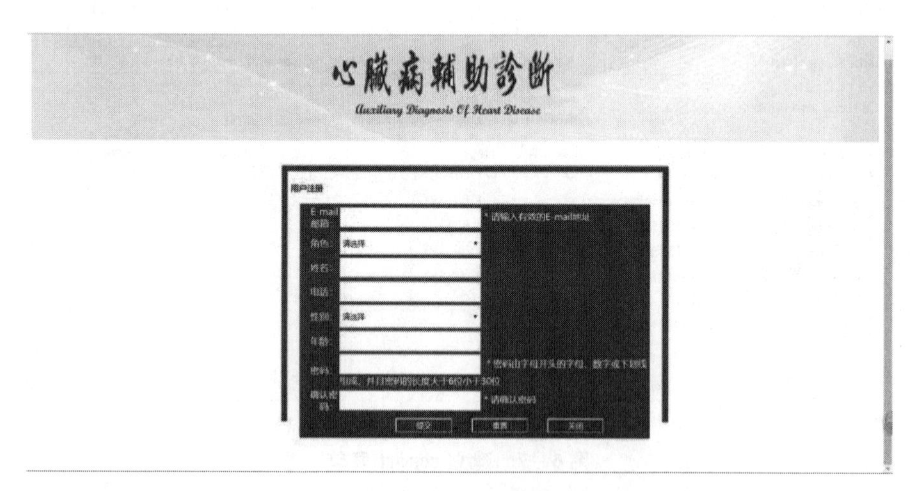

图 6 – 9 注册界面

如图 6 – 10 登录界面：用户通过在注册时的录入注册邮箱及密码，进入系统，进行下一步操作。

如图 6 – 11 普通用户（患者）界面：普通用户登录成功后，可以查看各种常见心脏病的病例介绍、自己的历史病历记录及按报告单上的数据进行智能辅助诊断。

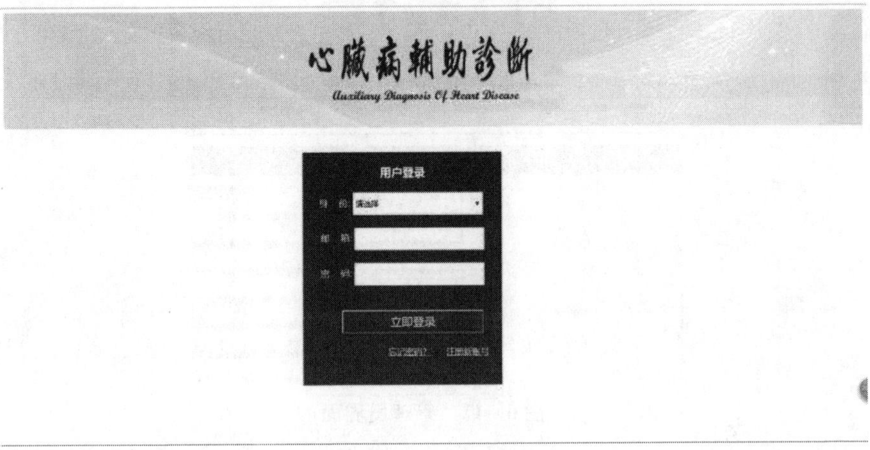

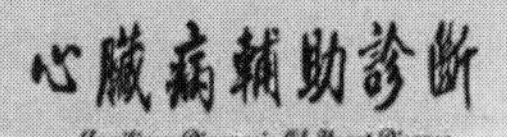

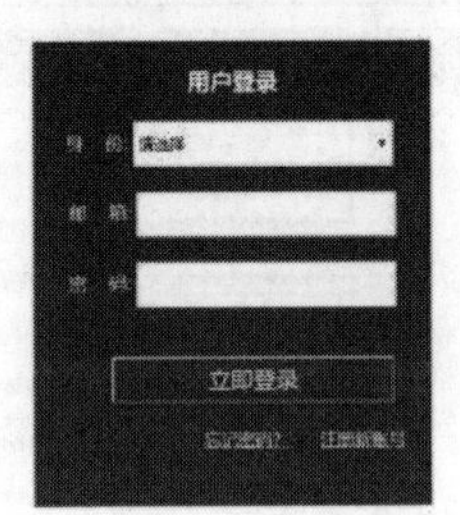

图 6－10　登录界面

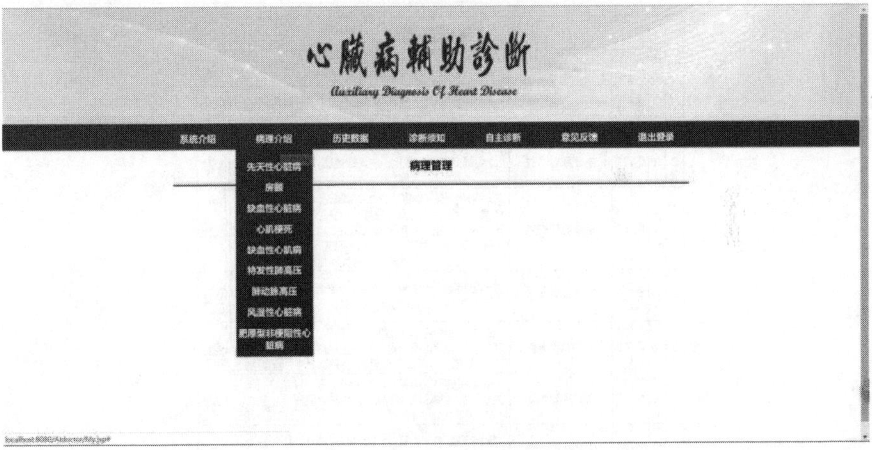

图 6－11　普通用户界面

如图 6－12 管理员界面：管理员登录成功后，可以对各种常见的心脏病信息、普通用户信息、病例信息进行增删查改的管理。数据库查询信息如图 6－13 所示。

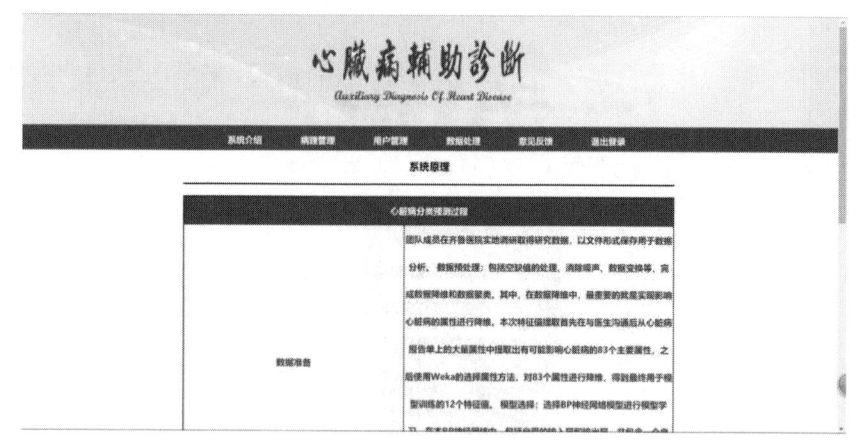

图 6－12 管理员界面

超声心动图信息

localhost:8080/abcd/FindServlet

超心图信息

ID	姓名	性别	年龄	心脏病类型	症状结论	修改信息	删除
1	×××	男	73	主动脉瓣病变	主动脉瓣狭窄（轻-中度）并返流（轻度）；二尖瓣硬化并返流（轻度）；三尖瓣返流（轻度）	修 改	删除
2	×××	男	75	主动脉瓣病变	主动脉瓣狭窄（重度）并返流（中度）；二尖瓣返流（轻度）；三尖瓣返流（轻度）	修 改	删除
3	×××	男	58	主动脉瓣病变	主动脉瓣狭窄（重度）；二尖瓣返流（轻-中度）；三尖瓣返流（轻度）；肺动脉高压（轻度） 主动脉瓣狭窄（重度）；二尖瓣返流（轻-中度）；三尖瓣返流（轻度）；肺动脉高压（轻度）	修 改	删除
4	×××	男	67	主动脉瓣病变	主动脉瓣返流（中度）；二尖瓣返流（轻度）；三尖瓣返流（轻度）	修 改	删除
5	×××	男	60	主动脉瓣病变	主动脉瓣狭窄（中-重度）并返流（中度）；二尖瓣返流（轻度）；三尖瓣返流（轻度）；肺动脉瓣返流（轻度）	修 改	删除
6	×××	男	63	主动脉瓣病变	主动脉瓣狭窄（重度）；二尖瓣返流（轻度）；三尖瓣返流（轻度）；肺动脉高压（轻度）	修 改	删除
7	×××	男	49	主动脉瓣病变	主动脉瓣返流（中度）；二尖瓣返流（轻度）；三尖瓣返流（轻度）	修 改	删除
8	×××	男	26	二尖瓣病变	二尖瓣前叶脱垂并返流（重度）；三尖瓣返流（轻度）	修 改	删除
9	×××	男	49	二尖瓣病变	二尖瓣脱垂并返流（重度）；主动脉瓣返流（轻度）；三尖瓣返流（轻-中度）；肺动脉瓣返流（轻度）；肺动脉高压（重度）	修 改	删除

图 6－13 查询数据库信息

6.4.2 移动端原型系统

基于移动端的原型系统设计如图 6－14、图 6－15 和图 6－16 所示。

12:00
嗨，你好！我是您的智能医生~
不舒服，请您尽可能详细的描述您的症状：

12:00
您描述的症状：
我感觉食欲不振、头痛、头昏、累、虚弱，恶心还有呕吐
请点击您没有的症状将其消除
食欲不振
头痛
头昏
乏力
恶心
呕吐

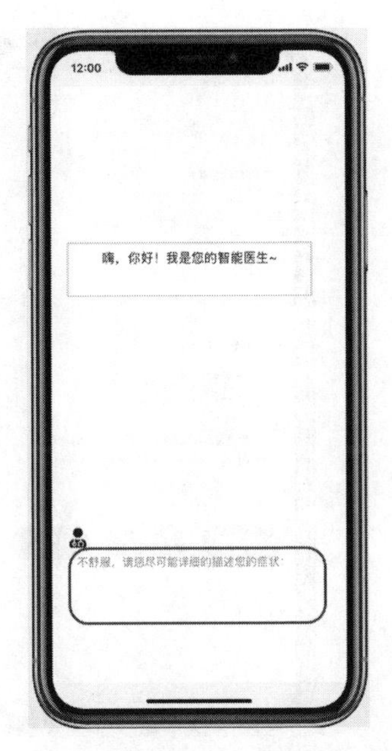

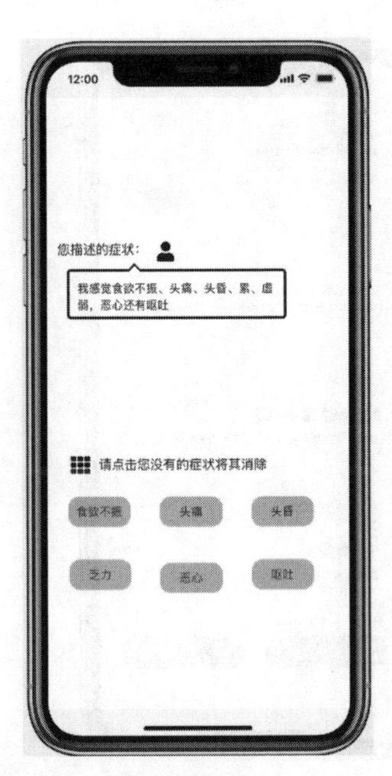

图6－14　用户自己描述症状的移动端原型设计

12:00
您不舒服几天了？
两天
感谢您的回答，根据您所描述的症状，以及对您所在城市和当地气候的大数据分析，自诊报告已生成。
症状评估结果：
根据权威医学书籍，结合病例大数据分析，做出智能评估如下：
可能的疾病
① 中暑
与您症状相同的10人中有7人确诊为此病
咨询医生
查看报告

12:00
您描述的症状：
我感觉头两侧有点痛，没有撞到头，还有点流鼻涕
请点击您没有的症状将其消除
头痛
流涕

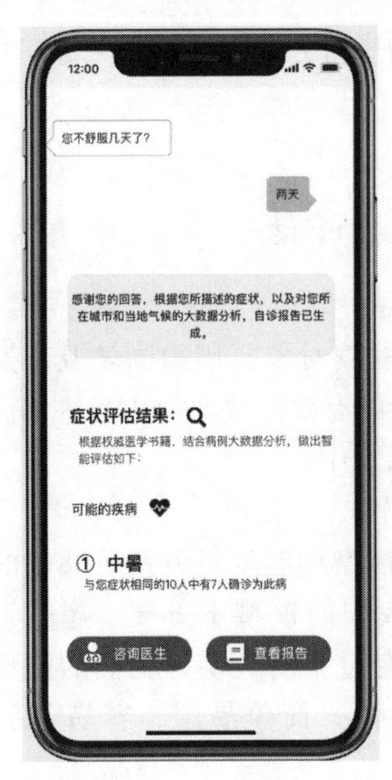

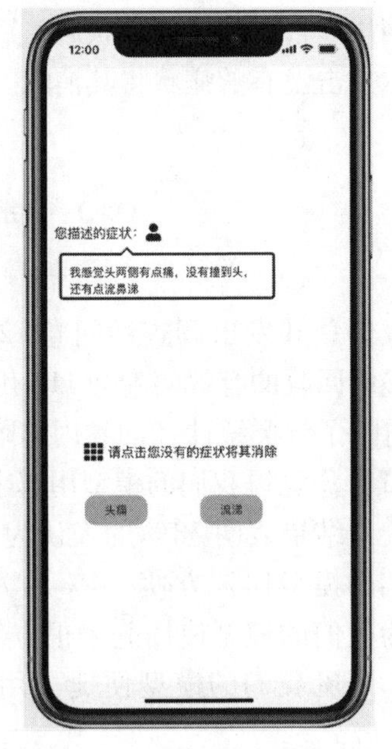

图6－15　手机通过与病人进行对话收集症状的移动端原型设计

12:00
您的鼻涕是清的还是粘稠的
粘稠的
感谢您的回答，根据您所描述的症状，以及对您所在城市和当地气候的大数据分析，自诊报告已生成。
症状评估结果：
根据权威医学书籍，结合病例大数据分析，做出智能评估如下：
可能的疾病
① 鼻窦炎
与您症状相同的10人中有7人确诊为此病
咨询医生
查看报告

12:00
报告信息
存在的症状：
头疼
两侧轻度疼痛
没有受到撞击
流鼻涕
清涕
地区气候特点：
温带季风气候
冬季寒冷干燥
该患者还可能出现鼻塞、恶心，鼻出血等症状，请留意
了解疾病
找药品
找医院

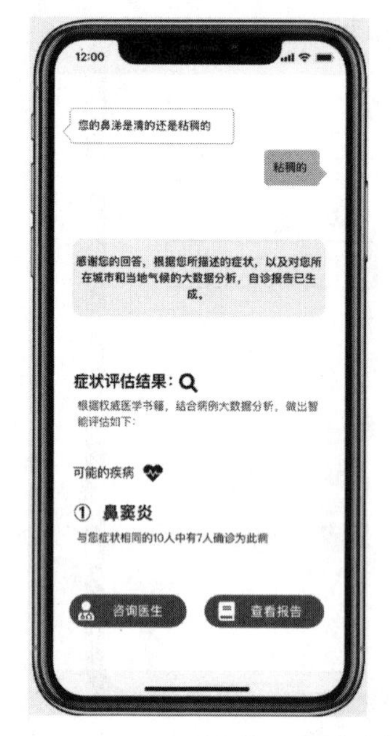

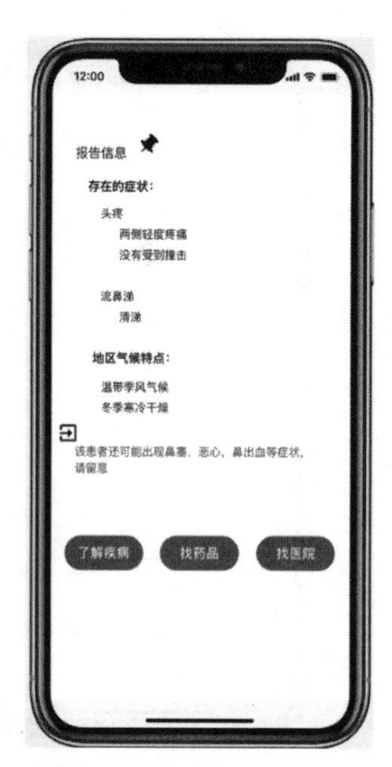

图 6 – 16　结合外部信息的手机移动端原型设计

当用户自己描述完症状后，后台自动进行分词，并返回关键症状名词并提示点击没有的症状将其消除。

6.5　系统问卷评估

我们总共发出调查性问卷 120 份，发放对象是周边同学及其亲朋好友。最终回收的有效问卷为 115 份，问卷的有效发放率为 94% 左右，然后对其进行了分类统计（问卷内容附在附录 1 中）。

（1）您觉得我们的模型用起来方便吗？

统计结果表明 38% 的人认为我们的模型用起来很方便，58% 的人认为我们的模型比较方便，4% 的人认为我们的模型不方便。超过 1/3 的人认为我们的模型使用起来很方便，还有过半的人认为我们的模型比较方便，可见我们的模型便捷了用户的生活，简单易用，容易上手（见图 6 – 17）。

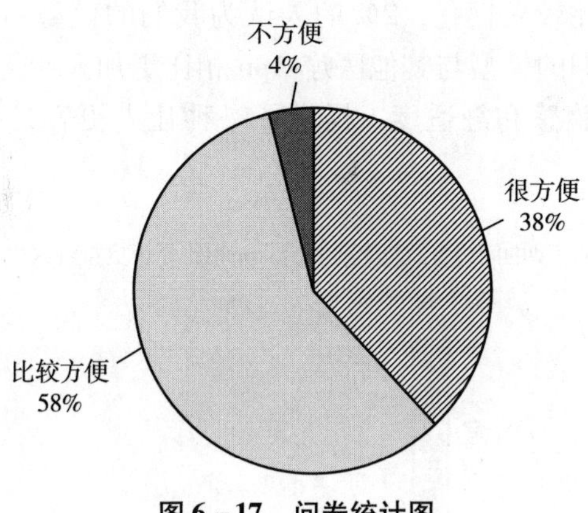

图6－17　问卷统计图

（2）您觉得我们的模型是否给您解决了生活中的健康小问题，很实用？

28%的人认为我们的模型很实用，66%的人认为我们的模型比较实用，6%的人认为我们的模型不实用。虽然94%的人对模型比较满意，但6%的人认为我们的模型不实用，可能在诊断准确度，体验感等方面还需要改进（见图6－18）。

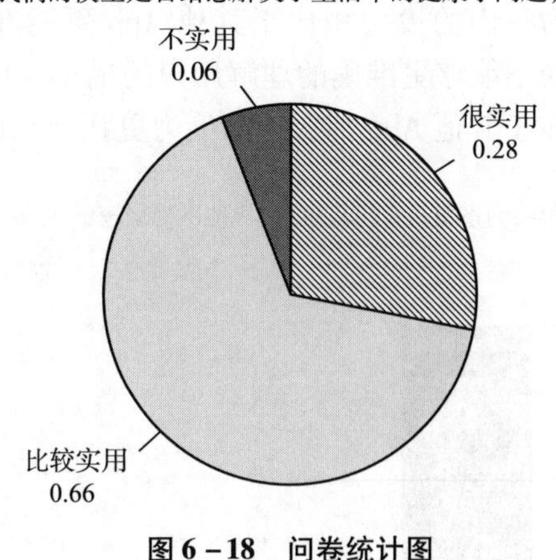

图6－18　问卷统计图

（3）您觉得我们模型的问诊方式与其他医疗App相比是否更接近医生，更加人性化？

与其他医疗 App 相比，42% 的人认为我们的模型很人性化，56% 的人认为我们的模型比较人性化，2% 的人认为我们的模型不人性化。有高于 95% 的人认为我们的模型与其他医疗 App 相比更加人性化，可见我们的模型提升了用户体验感和舒适度，提供了一种让人更容易接受的问诊方式（见图 6－19）。

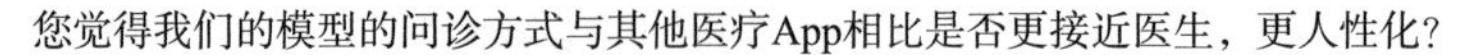

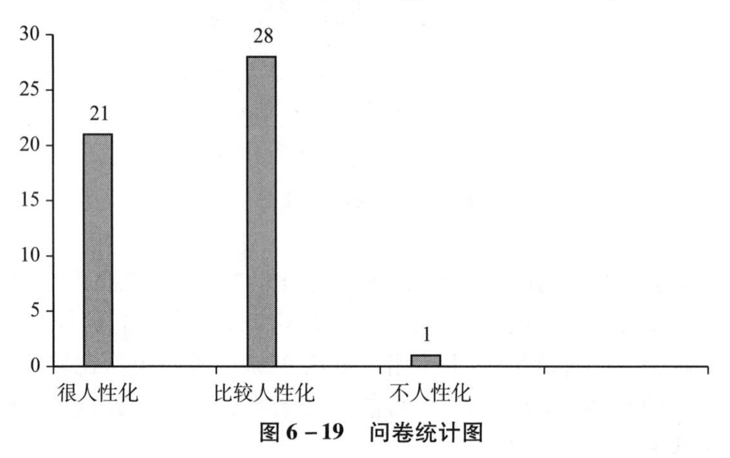

图 6－19 问卷统计图

（4）您觉得我们模型是否比其他 App 更能准确地理解您的描述？

83.9% 的人认为我们的模型相比于其他 App 更能准确理解用户的描述，16.1% 的人认为不能够更准确的理解用户的描述。可见一半以上的人认为我们的模型相较于其他 App 捕获信息能力更强（见图 6－20）。

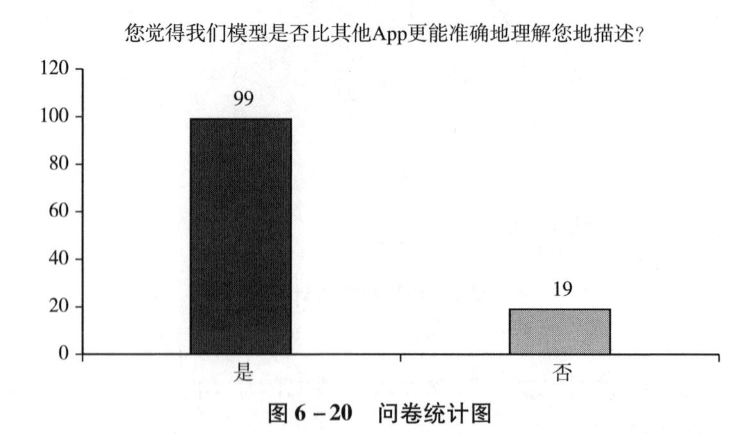

图 6－20 问卷统计图

（5）您觉得我们模型的诊断结果是否比其他 App 的诊断结果更让人信服？

80.5% 的人认为我们模型的诊断结果更让人信服，19.5% 的人认为不能让人更信服。可见我们模型运用大数据分析的诊断结果比较让人信服（见图 6-21）。

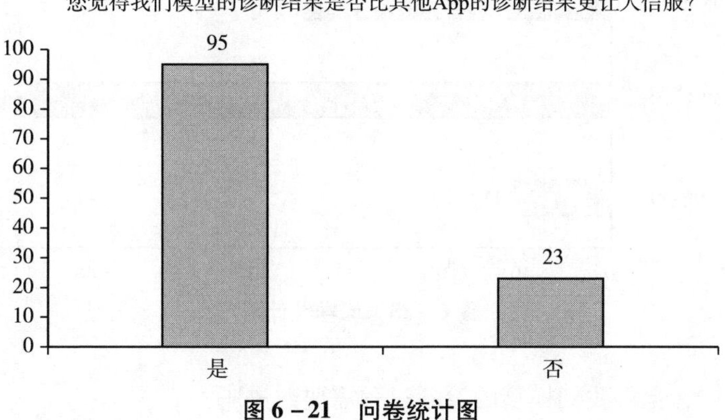

图 6-21 问卷统计图

（6）如果让您选择一种方式进行小病自诊，您会选择哪种方式？

30.5% 的人会选择使用我们的模型，9.3% 的人会选择医疗 App，60.2% 的人选择去门诊或医院就诊。从数据来看，我们的模型在小病自诊方面具有一定的优势，存在大量用户（见图 6-22）。

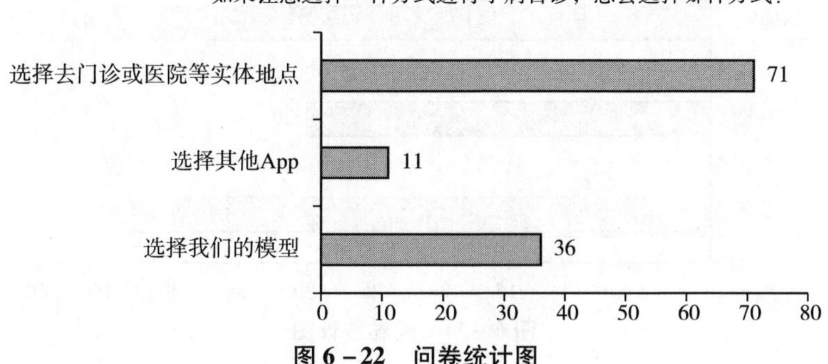

图 6-22 问卷统计图

（7）您对我们模型的诊断结果有多少的信任度？

9.3%的人有10%～30%的信任度，56%的人有30%～70%的信任度，34.7%的人有70%～100%的信任度。绝大多数人对我们模型的诊断结果都比较信任，可见存在着大量的潜在用户（见图6－23）。

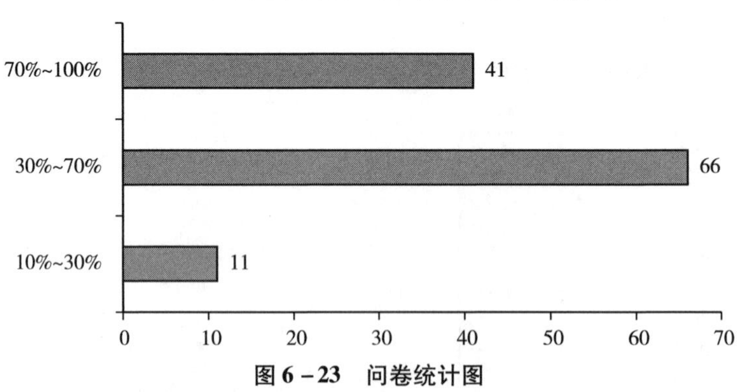

图6－23　问卷统计图

（8）您觉得我们模型的诊断过程需要改进吗?

36.4%的人认为我们的模型需要改进，25.5%的人认为不需要改进，38.1%的人不确定。几乎半数人认为我们的模型需要改进，说明我们的模型还有很大的进步空间，今后我们会不断接收用户反馈，对模型进行升级，提升体验感和准确度（见图6－24）。

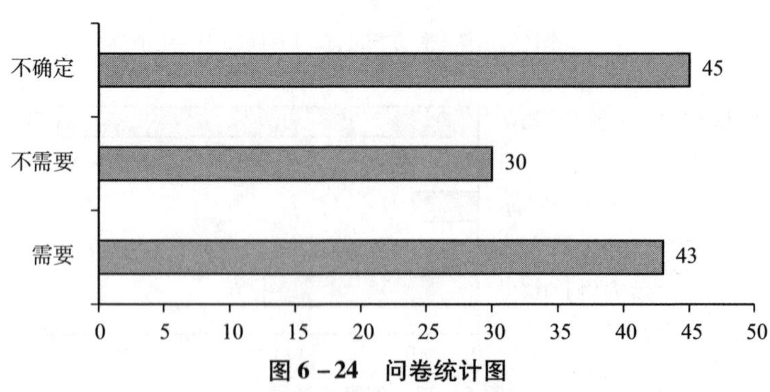

图6－24　问卷统计图

综上所述，系统原型设计对医疗诊断服务进行改善，目的是对用户的生活提供更加便利的医疗服务，更加简单、更加人性化的交互体验。针对当前医疗 App 存在的缺陷，提升了用户体验感和舒适度，提供了一种让人更容易接受的问诊方式。但是通过调查我们也发现我们的模型在诊断准确度、体验感等问题上还存在不足，仍然存在改进的空间，还需要不断地进行优化升级。

6.6 本章小结

本章主要涉及的是心脏病智能辅助诊断系统的设计和实现环节，详细说明了诊断系统的背景及功能，实现系统的需求分析和系统分析，绘制了系统的用例图、顺序图以及类图，说明了原型系统中数据库设计，界面设计以及各个功能模块的实现。

第 7 章

总结与展望

7.1 本书总结

本书创造性地将统计数据分析与机器学习数据分析与医疗心脏病诊断结合起来，采用多种统计方法实现了特征选择、特征构建、主要影响因素分析的过程。利用真实的医疗数据对心脏病的诊断进行分析与挖掘，建立了基于 BP 神经网络模型的心脏病分类预测方法，以及基于随机森林模型的心脏病入院风险评估方法，具有一定的理论及应用价值。

另外，通过本书的研究发现：在特征选择方面，影响心脏病产生的几个身体主要影响因素是 LVEF、主动脉瓣狭窄、左室收缩功能减低等（通过与医生的确认也证实了此发现的正确性）。在模型调优上，数据量越大的情况下，随机森林模型的预测效果较好。反之，在数据样本量较小的情况下，决策树模型预测效果反而更好。从综合性能上来看，随机森林模型的稳定性优于其他模型（贝叶斯、决策树、神经网络）。在模型训练中，数据分割有旁置法和交叉法两种常用的方法。通过实验我们发现，数据量较少的情况下选择交叉法要优于旁置法。

7.2 不足与展望

本书目标是建立一个高效的医疗智能辅助诊断系统，还有很多不足有待改进。

首先，所收集到的医疗诊断数据规模不大，这导致无法使用大数据的技术来进行处理，选择了常用的统计机器学习方法进行分析与处理。数据量的限制也对模型评估的效果的说服力产生了一定的影响。

其次，针对医疗数据挖掘的需求，本书运用了随机森林、神经网络、决策树、朴素贝叶斯等多个模型，评估了对心脏病的分类预测能力，并对其参数进行了调优，实验评估效果良好，但限于环境原因没有部署实施，实际中的分类预测能力尚不清楚。

最后，原型系统仍有待完善，目前做了一些初步的系统分析与设计的工作，原型系统实现比较简单，更多功能需要做进一步的需求调研。

接下来的工作主要重点是：收集更多的样本数据，提升智能辅助诊断模型的评估效果。对医疗数据进行无监督的聚类分析，发掘具有不同属性特征（身体内部因素、身体外部因素、病史因素等）的心脏病病人的共性疾病特征，根据这些所发现的共性疾病特征，能够对相应类型的心脏疾病进行提前干预和预防，提升心脏疾病的医学日常诊断与护理水平。设计出更人性化的自动辅助诊断系统，能够准确预测疾病严重程度，以及入院风险，为医生的诊疗提供更准确的决策建议与支撑。

附　　录

附录1　调查问卷

1. 您觉得我们的模型用起来方便吗?

◎很方便

◎比较方便

◎不方便

2. 您觉得我们的模型是否给您解决了生活中的健康小问题，很实用?

◎很实用

◎比较实用

◎不实用

3. 您觉得我们模型的问诊方式与其他医疗 App 相比是否更接近医生，更加人性化?

◎很人性化

◎比较人性化

◎不人性化

4. 您觉得我们模型是否比其他 App 更能准确地理解您的描述?

◎是

◎否

5. 您觉得我们模型的诊断结果是否比其他 App 的诊断结果更让人信服?

◎是

◎否

6. 如果让您选择一种方式进行小病自诊，您会选择哪种方式?

◎选择我们的模型

◎选择其他医疗 App

◎选择去门诊或医院等实体地点

7. 您对我们模型的诊断结果有多少的信任度?

◎10% ~30%

◎30% ~70%

◎70% ~100%

8. 您觉得我们模型的诊断过程需要改进吗?

◎需要

◎不需要

◎不确定

附录 2 对用户输入分词预处理代码

```
import jieba
def stopwordslist():
    stopwords = [word.strip() for word in
open("qcStopWords.txt","r",encoding='utf-8').readlines()]
    return stopwords

def seg_depart(sentence):
    jieba.load_userdict("dict.txt")
    sentence_depart = jieba.cut(sentence.strip())
    stopwords = stopwordslist()
    outstr = ''
    for word in sentence_depart:
        if word not in stopwords:
                if word != '\t':
                        outstr += word
                        outstr += " "
    return outstr
filename = "input.txt"
outfilename = "out.txt"
inputs = open(filename,'r',encoding='UTF-8')
outputs = open(outfilename,'w',encoding='UTF-8')

for line in inputs:
    line_seg = seg_depart(line)
    outputs.write(line_seg + '\n')
outputs.close()
inputs.close()
```

参考文献

[1] Index – Computer – Based Medical Consultations: Mycin [J]. *Computer – Based Medical Consultations: Mycin*, 1976: 261 – 264.

[2] Cios K J, Teresinska A, Konieczna S, et al. A knowledge discovery approach to diagnosing myocardial perfusion [J]. *IEEE Engineering in Medicine & Biology Magazine the Quarterly Magazine of the Engineering in Medicine & Biology Society*, 2000, 19 (4): 17.

[3] Barnett, G, Octo. DXplain [J]. *Jama*, 1987.

[4] Jenkins K J, Gauvreau K, Newburger J W, et al. Consensus-based method for risk adjustment for surgery for congenital heart disease [J]. *Journal of Thoracic & Cardiovascular Surgery*, 2002, 123 (1): 110.

[5] Jenkins K J, Gauvreau K, Newburger J W, et al. Jenkins KJ, Gauvreau K, Newburger JW, et al.: Consensus-based method for risk adjustment for surgery for congenital heart disease [J]. *Journal of Thoracic & Cardiovascular Surgery*, 2002, 123 (1): 110 – 118.

[6] O'Brien S M, Jacobs J P, Clarke D R, et al. Accuracy of the aristotle basic complexity score for classifying the mortality and morbidity potential of congenital heart surgery operations [J]. *Annals of Thoracic Surgery*, 2007, 84 (6): 20 – 27.

[7] Cios K J, Teresinska A, Konieczna S, et al. A knowledge discovery approach to diagnosing myocardial perfusion [J]. *IEEE Engineering in Medicine & Biology Magazine the Quarterly Magazine of the Engineering in Medicine & Biology Society*, 2000, 19 (4): 17.

[8] 栗载福、王怀清：《泛系一阶智能中医辨证系统初探》，载《中国生物医学工程学报》1985 年第 1 期。

[9] 赵红云、马玉祥、任景岩等：《一种评估专家系统效能的方法》，青岛—香港国际计算机会议，1999 年。

[10] 陶红兵、苗卫军、叶建君等：《活动性肺结核病人密切接触者发病因素分析》，载《中国公共卫生》2009 年第 5 期，第 526 ~ 527 页。

[11] 金建刚、扈江伟、宁红梅等：《骨髓间充质干细胞对体外分化的原态（naive）T 细胞分泌细胞因子的影响》，载《中华血液学杂志》2005 年第 6 期，第 339 ~ 341 页。

[12] 陈伟、刘进康、李文政等：《基于 Bayes 理论的计算机辅助诊断系统在孤立性肺结节 CT 诊断中的应用》，载《第三军医大学学报》2008 年第 20 期，第 26 ~ 29 页。

[13] Efron B, Tibshirani R. Bootstrap Methods for Standard Errors, Confidence Intervals, and Other Measures of Statistical Accuracy [J]. *Statistical Science*, 1986, 1 (1): 54 - 75.

[14] Witten I H, Frank E. Data mining: practical machine learning tools and techniques with Java implementations [C]//Morgan Kaufmann Publishers Inc. 2000.

[15] 张淼：《基于模糊聚类与逐步判别分析相结合的医学辅助诊断模型的研究》，载《医学信息》（上旬刊）2005 年第 6 期，第 554 ~ 556 页。

[16] 孙扬：《模糊聚类在智能医疗诊断系统中的研究与应用》，浙江大学，2006 年。

[17] 何凯：《支持向量机方法在智能医疗诊断系统中的应用与研究》，浙江大学，2007 年。

[18] 戴鲁江：《远程医疗诊断系统设计与实现》，南昌大学，2012 年。

[19] 张丽娜：《基于 LabVIEW 的先心病远程医疗诊断系统的研究与实现》，云南大学，2014 年。

[20] 王俊梁：《基于 RS 和 BP 神经网络算法的医疗诊断系统》，中山大学，2011 年。

[21] 张爱英：《改进的模糊专家系统及其在医疗诊断领域的应用研究》，浙江理工大学，2014 年。

[22] 黄锦静、陈岱、李梦天：《基于粗糙集的决策树在医疗诊断中的应用》，载《计算机技术与发展》2017 年第 12 期，第 148 ~ 152 页。

[23] 柳秋云：《改进的朴素贝叶斯分类器在医疗诊断中的应用》，载《科技创新导报》2008 年第 31 期，第 192 ~ 192 页。

[24] 王瑞军：《面向医疗诊断的 BN - CBR 混合模型及其应用》，天津大学，2009 年。

［25］吴炜、杨梅瑰、唐飞岳：《基于数据挖掘技术的辅助医疗诊断研究》，载《医学信息学杂志》2010年第12期，第22~26页。

［26］孙宇航：《粗糙集属性约简方法在医疗诊断中的应用研究》，苏州大学，2015年。

［27］于霄、陈伟建、李崭、方然：《一种应用于医疗诊断推理机的改进分类算法》，载《电脑知识与技术》2018年第9期，第24~26，30页。

［28］张一宁：《数据挖掘技术在医疗诊断中的应用——感知机模型诊断心脏病》，载《电子制作》2019年第4期，第8~10页。

［29］杨兴、朱大奇、桑庆兵：《专家系统研究现状与展望》，载《计算机应用研究》2007年第5期，第4~9页。

［30］黄朝圣、姚树新、陈卫泽：《浅谈专家系统现状与开发》，载《网络空间安全》2013年第2期，第71~74页。

［31］耿中泽：《数据挖掘在计算机辅助诊断中的应用研究》，南方医科大学，2008年。

［32］陈喆、贾春福：《随机森林在程序分支混淆中的应用》，载《电子学报》2018年第10期。

［33］黄良韬、赵志诚、赵亚群：《基于随机森林的密码体制分层识别方案》，载《计算机学报》2018年第2期。

［34］钱雪忠、秦静、宋威：《改进的并行随机森林算法及其包外估计》，载《计算机应用研究》2018年第6期。

［35］常晓花、熊翱：《基于Adaboost的随机森林算法在医疗销售预测中的应用》，载《计算机系统应用》2018年第2期。

［36］Witten I H, Frank E. Data mining: practical machine learning tools and techniques [J]. *Acm Sigmod Record*, 2011, 31 (1): 76-77.

［37］Adam A, Rivlin E, Shimshoni I. Robust Fragments-based Tracking using the Integral Histogram [C]//IEEE Computer Society Conference on Computer Vision and Pattern Recognition. IEEE Computer Society, 2006: 798-805.

［38］冯玉洁、郭燕丽、周喜川等：《基于机器学习的微灶甲状腺乳头状癌超声智能诊断方法研究》，中国超声医学工程学会全国浅表器官及外周血管超声医学学术会议，2013年。

［39］施雅慧、李作峰、常才等：《儿童先天性心脏病超声心动图报告与个体风险的相关性分析》，载《复旦学报（医学版）》2018年第2期。

［40］阎威武、邵惠鹤：《支持向量机分类器在医疗诊断中的应用研

究》，载《计算机仿真》2003 年第 2 期，第 69 ~ 70 页。

[41] 田驰远：《基于依存句法分析的超声检查报告结构化处理方法》，东华大学，2017 年。

[42] 陆家发、张国明、陈安琪：《基于深度学习的疾病诊断》，载《医学信息学杂志》2017 年第 4 期，第 39 ~ 43 页。

[43] 王日升：《基于 Spark 的一种改进的随机森林算法研究》，太原理工大学，2017 年。

[44] 陈龙飞：《心电时间序列的表示和相似性度量方法的研究》，哈尔滨工业大学，2016 年。

[45] 黄凡力：《基于随机森林模型的心脏 CT 图像分割算法研究》，重庆大学，2015 年。

[46] 粟志平：《多分类支持向量机算法和应用研究》，中国农业大学，2007 年。

[47] 张朝宾、张浩、晏馥霞：《先天性心脏病手术风险评估系统》，载《国际麻醉学与复苏杂志》2014 年第 1 期。

[48] 王鑫、徐路平、杨云龙：《3 种心脏手术风险评估系统的应用研究》，载《北华大学学报（自然）》2013 年第 3 期，第 305 ~ 308 页。

[49] 冯宁、伍晓汀：《合并心血管疾病手术风险评估方法》，载《中国实用外科杂志》2008 年第 2 期，第 146 ~ 148 页。

[50] 赵振宇、白树堂：《脑利钠肽和肌钙蛋白在心脏术后风险评估中的作用》，载《河北医科大学学报》2018 年第 1 期，第 116 ~ 120 页。

[51] 彭传莉：《麻醉手术风险评估与麻醉分级》，载《世界最新医学信息文摘》2018 年第 27 期。

[52] 于明华、刘特长、黄荷清等：《新生儿先天性心脏病的超声心动图诊断——附 1294 例分析》，载《岭南心血管病杂志》2001 年第 4 期，第 234 ~ 236 页。

[53] Zack M, Luncheon C. Adults with an epilepsy history, notably those 45 – 64? years old or at the lowest income levels, more often report heart disease than adults without an epilepsy history [J]. *Epilepsy & Behavior E & B*, 2018, 86: 208.

[54] Hackshaw A, Morris J K, Boniface S, et al. Low cigarette consumption and risk of coronary heart disease and stroke: meta-analysis of 141 cohort studies in 55 study reports [J]. *Bmj*, 2018, 360: j5855.

[55] Ahn S V, Kim H C, Nam C M, et al. Sex difference in the effect of the fasting serum glucose level on the risk of coronary heart disease [J]. *Journal of Cardiology*, 2018, 71 (2) .

[56] Thomsen R W, Nicolaisen S K, Hasvold P. Elevated Potassium Levels in Patients With Congestive Heart Failure: Occurrence, Risk Factors, and Clinical Outcomes [J]. *Journal of the American Heart Association Cardiovascular & Cerebrovascular Disease*, 2018, 7 (11): e008912.

[57] Gladding P, Dugo C, Wynne Y, et al. Screening for Cardiac Disease with Genetic Risk Scoring, Advanced ECG, Echocardiography, Protein Biomarkers and Metabolomics [J]. *Heart Lung & Circulation*, 2018, 27: S8.

[58] Tretter J T, Oechslin E N, Veldtman G R. Echocardiography in adults with congenital heart disease: Combining the best of both worlds [J]. *International Journal of Cardiology*, 2018.

[59] 庞显涛:《基于BP神经网络的心脏病预测研究与实现》, 吉林大学, 2012年。

[60] 钟昌乐、钟勇、李宁:《基于BP神经网络的畜禽疾病诊断专家系统的设计与实现》, 载《现代计算机(专业版)》2010年第4期, 第23~26页。

[61] 宋志刚:《基于BP神经网络的脑血管疾病专家诊断系统研究》, 哈尔滨理工大学, 2008年。

[62] 孔鸣、何前锋、李兰娟:《人工智能辅助诊疗发展现状与战略研究》, 载《中国工程科学》2018年第2期, 第86~91页。

[63] 吴俊、文联:《大数据如何驱动医疗服务供给侧改革——基于A市智慧医疗案例的探索研究》, 载《山东财经大学学报》2017年第1期, 第73~81页。

[64] 许杰:《基于医疗数据挖掘的在线病情分析系统研究与开发》, 浙江工业大学, 2013年。